焦虑症的自救

Peace From Nervous Suffering

[澳] 克莱尔 · 威克斯（Claire Weekes） 著　韩波 译

实战篇

广西科学技术出版社

著作权合同登记号　桂图登字：20-2017-257号

图书在版编目（CIP）数据

焦虑症的自救. 实战篇 / (澳) 克莱尔・威克斯(Claire Weekes) 著；韩波译. —南宁：广西科学技术出版社，2020.12（2022.12重印）

ISBN 978-7-5551-1398-0

Ⅰ.①焦… Ⅱ.①克… ②韩… Ⅲ.①焦虑—防治—通俗读物 Ⅳ.①R749.7-49

中国版本图书馆CIP数据核字（2020）第176616号

JIAOLÜZHENG DE ZIJIU SHIZHAN PIAN

焦虑症的自救 实战篇

[澳]克莱尔・威克斯(Claire Weekes)　著　　韩波　译

策划编辑：冯　兰　　　　责任编辑：蒋　伟　冯　兰
版权编辑：尹维娜　　　　责任校对：张思雯
装帧设计：古涧千溪　　　责任印制：高定军

出 版 人：卢培钊　　　　出版发行：广西科学技术出版社
社　　址：广西南宁市东葛路66号　　邮政编码：530023
电　　话：010-58263266-804（北京）　　0771-5845660（南宁）
传　　真：0771-5878485（南宁）
网　　址：http://www.ygxm.cn　　在线阅读：http://www.ygxm.cn

经　　销：全国各地新华书店
印　　刷：北京中科印刷有限公司　　邮政编码：101118
地　　址：北京市通州区宋庄工业区1号楼101号
开　　本：880mm × 1240mm　1/32
字　　数：155千字　　　　印　　张：8.5
版　　次：2020年12月第1版　　印　　次：2022年12月第8次印刷
书　　号：ISBN 978-7-5551-1398-0
定　　价：59.00元

服务电话：010-58263266-805　团购电话：010-58263266-804

心中无恐惧才能最终不害怕恐惧，

只有当我们不再害怕烈火本身的时候，

才能真正扑灭心中的火。

自由行动的意志加上练习可以做好

正确的反应准备，

而且这两者最终将会带来康复。

Preface

前言

《焦虑症的自救 实战篇》这本书不仅适合一般读者阅读，也有助于治疗神经症等疾病。受神经症困扰的患者经常疲惫不堪、焦虑苦恼，而且难以集中注意力，记忆力下降。因此我再三强调，以期引起大家的重视。

在上一本书中，我主要讨论了最常见的神经症——焦虑状态（经常被称作“神经衰弱”）。在本书中，我除了对处于焦虑状态的人提供帮助外，更多的是为受一种特殊恐惧症即广场恐惧症所困扰的患者提供帮助。广场恐惧症是指患者害怕离开安全的家，害怕独自旅行，甚至害怕走出家门去街角寄一封信。这些患者害怕开阔的地方，也害怕人多的地方，例如学校的礼堂、餐馆等。

据我所知，这是第一本由医生直接为遭受这种病魔困扰的患者创作的著作。事实上，本书既不是为医学期刊所写的专题论文，也不像论述害怕与恐惧症的一般著作那样泛泛而谈，而是专门针对广场恐惧症本身的著作。

据估计，仅英国就有30万人饱受广场恐惧症之苦，而且实际数字可能远不止于此，因为许多患者并不就医，甚至隐瞒患病的事实。虽然患者众多，但这种疾病直到最近才被医生普遍承认。然而，在英国和美国，人们对这种疾病的研究兴趣越来越大。目前，许多患者觉得自己很孤独、不被重视，得的是一种很奇怪的疾病。但是不久的将来，人们对这种疾病的了解会更多，治疗手段也会更有效。

1968—1970年，我为1300多名神经症患者写了8篇日志。这些患者中的大多数患的是广场恐惧症，他们来自英国、美国、加拿大、澳大利亚、新西兰、南非、中国、印度，最近还有一些患者来自日本。这些日志已经广为人知，但这是第一次以书籍的形式出版。

克莱尔·威克斯

写于伦敦

1971年1月

Contents

目录

第 1 章

敏感：众多神经症的简单诱因

如果你是因为受到神经症的困扰而决定阅读本书，你可能既满怀希望，又半信半疑。

你过去可能已经尝试过很多种治疗方法，但往往以失败告终，所以现在连尝试的勇气都没有了。你或许已经受病魔折磨太久，觉得自己已经无药可救了。

此时的你心怀疑虑，又不甘心放弃。我可以向你保证，不管你过去的治疗失败过几次，也不论你的患病时间有多长，你都能够康复。

或许，像许多神经症患者一样，你身上并没有致病的性格缺陷，事实上，你可能什么特定的问题都没有。我的许多患者在患病前家庭幸福、事业有成。之后，他们开始莫名地担忧现状，害怕自己的感受，不仅担忧当前发生的事情，也对未来感到忧虑。在不知不觉中，他们的神经耍了花招，愚弄了他们。

花招再多，万变不离其宗

执业多年，我见过太多病例，深谙神经是如何对患者耍花招的。很多患者是在不知不觉中中招，从而轻易地患上神经症的。所以我想帮你擦亮双眼，让你看清神经现在可能会如何愚弄你。

经过一番解释之后，有些人经常说：“医生，我要是一年前知道这些就好了！”还有的患者说：“40 年前我怎么不明白这些啊！”生命中最宝贵的年华就这样白白浪费了，只是因为不清楚一些最基本的事情，一些应该了如指掌的事情。我们需要知道会导致神经症的 3 个特殊的隐患，而且最重要的是，我们需要清楚如何应对这些隐患。

这 3 个隐患分别是敏感、迷惘和恐惧。敏感是指神经以一种夸张的方式对压力做出反应的状态，也就是说，在面临压力的情况下，敏感会带来异常强烈的压迫感，而且有时是以惊人的速度突然出现的。

敏感本身没有什么神秘性。在结束一天忙碌的工作之后，我们大多数人或多或少会出现这种状态。此时我们的神经略微紧张，一点小事就可能使我们心烦意乱。如果紧张的状态持续一段时间，就会刺激神经以一种略微夸张的方式做出反应。这种感觉不是很舒服，我们都不喜欢，但是我们会加以控制，不会让它过于扰乱我们。

然而，重度的敏感是一个令人棘手的问题。重度敏感的人经常感到心脏跳动很快、胸闷、心悸、恶心，尤其是早晨醒来或者午睡之后，情况更严重。他们会手颤抖、出汗，难以扩张胸腔进行足够的深呼吸，或者“喘不过气，需要张大口呼吸”（用一个患者的话说），他们觉得窒息，甚至活不了了。这些患者会产生轻度不适感，抱怨喉咙中好像有个肿块，难以咽下食物；还感到头疼，头上像压了一块大石头，头昏脑涨，头晕目眩。最需要引起警觉的是，恐慌来得如此迅速，悄无声息——黑暗中一次轻微的踉跄、一阵冷风，或者一次重重的关门声，都足以使重度敏感的人陷入恐慌。更令人疑惑的是，恐慌的发作似乎并没有明显的原因。

虽然这些都是由敏感导致的思维压力的一些常见症状，但敏感这种诱因让人如此心烦意乱、迷惑不解，以至于患者很少认识到这些是思维压力的症状。他们认为只有自己有这些感受，别人都没有。

突如其来的敏感

并非只有特殊类型的人才会变得重度敏感，事实上，重度的敏感可能随时随地、毫无征兆地出现在我们中的任何一个人身上。因此，我们都需要了解它的本质，清楚如何应对它。重度的敏感可能是在神经遭受生理冲击之后产生的，例如一次事故、筋疲力尽的外科手术、难产，或者体内大出血等。

面对这些情况时，神经一定会做出反应。有时，这种神经反应还会出人意料地剧烈。举例来说，患者在一次外科手术后出现了重度敏感，手术后的一些常规护理，如刺破手指取血化验，或者为伤口换纱布等，都会让他们崩溃，泪流满面。任何形式的不安，例如等待医生过来检查，都会导致强烈的焦躁，使神经紧绷，以至于一点突然出现的噪声都会让患者受到震动而痛苦不堪。此外，哪怕是一些轻微的焦虑思绪也会使他们惊恐万分。

一名在手术康复病房工作多年的护士最近刚刚退休，她曾说："如果我在护理的时候能够知道更多关于敏感的知识，我就能对病人们多一些理解，我也能在工作中多一份满足感。"那时，她自己就已经变得很敏感了。

渐进式的敏感

当然，重度敏感也可能以渐进的方式发展，它的诱因可能是日复一日的家庭压力积累、常年的体虚多病、贫血等任何使神经长期处于压力之下的情况。所谓压力不一定指难受，如果一个演员总是竭力奉献最好的表演，他也会变得重度敏感，尤其是当他长期忽视睡眠和饮食的时候。

总是同样的效果

由于敏感的症状就是压力的症状，所以它们遵循通常的压力模式。而这种模式是固定的、有限的，因为处于压力之下的神经总是释放相同的化学物质，对相同的器官产生影响，而且总是产生相同的结果。当患者认识到，这种模式目前的情况已经是极限，不会再恶化，神经不会再带来更大的痛苦时，他们会感到安慰。我见证了这样的认识使一些处于焦虑状态的患者得以康复。但是，因为他们的身体过去带给他们太多意外的状况，让他们失望透顶，所以他们总是不停地担心未来还会出现什么意外。

只是神经的问题

当我们说某个人遭受神经困扰的时候，我们并不仅仅指神经受到刺激后产生特定的症状，我们还暗指神经“出问题了”。然而，这种解读并不准确。事实上，神经只不过是对收到的信息进行忠实的、生理的反馈。因此，若想痊愈，就有必要了解这一点，知道我们的神经如何正常地发挥作用。虽然我在之前的著作中已经进行过详细的阐释，但是仍然有必要在此简要地重述一下。

人体的神经系统由两部分构成，即中枢神经系统和周围神经系统。通过中枢神经系统，我们可以按照自己的意愿活动肌肉，由此移动身体。这种类型的神经服从我们的直接指令，所以也被称作随意神经。

交感神经和副交感神经是周围神经系统中的一部分。在平静的身体内部，交感神经和副交感神经互相牵制，保持平衡。然而，如果我们变得情绪化，例如恐惧、愤怒、激动或躁动，一种神经会支配另一种神经，通常是交感神经占主导，此时我们会意识到某些器官正在发挥功能，例如感到心跳加快、心跳沉重、呼吸急促、手心出汗等。交感神经做出如此反应，主要是通过一种叫作肾上腺素的化学物质实现的，这种物质是由肾上腺释放出来的。

通常情况下，当我们感到害怕时，我们会接受心跳加速、呼吸急促，甚至一定程度的痉挛，因为我们知道一旦导致害怕的因素消失，这些反应也会消失。我们改变自己的情绪，上述感觉也会平静下来。因此，唯一的有意识的控制方式是改变情绪（态度），而非药物治疗，只有这样才能控制压力症状。

我在此重点强调，因为这一点对于治疗众多的神经症来说至关重要。

什么使人敏感?

现在，我想强调一点：众多神经症的症状就是压力的症状，只不过是被重度敏感夸大了而已。有人可能会问：重度敏感和神经症之间有差异吗？如果有，怎么判断一个人仅仅是敏感，还是患有神经症？人们又是如何从敏感发展为患上神经症的？

如果敏感严重影响到一个人的生活方式，我们就判断此人患有神经症，而不仅仅是敏感。从不敏感或者从未患过神经症的人可能会问：是什么使得一个人经历如此长时间的敏感，最后患上了神经症？这个问题值得研究，因为它引出了导致神经症的另外两个元凶：迷惘和恐惧。这两个诱因导致人们陷入敏感的泥沼中无法自拔。迷惘就像给敏感的人下了魔咒，使其长期处于不知所措的压力之下，总是问自己："我的身体出了什么毛病？我怎么会这样？"他越是在这种状态中挣扎，情况越是恶化，当然，压力也会越来越大。他找不到这个迷宫的出口，感到不仅无法处理当前的困难，也无法应对疾病带来的未来的问题，以至于朦胧地看到自己"四处游荡"。

当患者处于这种迷惘的状态中时，他无法从容地引导自己的思想和行动，从而在恐惧面前显得脆弱不堪，毫无招架之力。在他还没有反应过来的时候，恐惧已经将其吞噬。迷惘和恐惧的压力不断累积，使得最初的敏感雪上加霜，阴魂不散地缠绕着患者，导致压力的症状进一步恶化。敏感的人使自己陷入了“恐惧—肾上腺素分泌—更加恐惧”的恶性循环之中。换句话说，患者对当前状态的恐惧促使其体内分泌肾上腺素和其他类型的压力激素，这又进一步刺激神经产生令他恐惧的症状。这种“恐惧—肾上腺素分泌—更加恐惧”的循环也被称作焦虑状态。

我在之前的著作中已经阐释过，大多数向我求助的人没有意识到是什么原因导致他们开始生病或一直生病。事实上，许多人并没有什么特定的问题，但他们却不停地寻找康复的方法，或者试图承担因为疾病而无法承担的责任。他们被 3 种“小妖怪”——敏感、迷惘和恐惧——骗得病倒了。

恐惧的习惯

在我看来，人们今天花费了太多时间，遭受了太多不必要的痛苦，来苦苦探寻导致神经症的深层次原因，而事实上这些所谓的原因通常并不存在。某个人年轻的时候发生了这样那样的事情，这就是此人现在神经出问题的原因——这种解释是不够的。不管最初的致病原因是什么——在我看来，并不像许多人认为的那样是童年的经历，当前的敏感依然存在。现在最紧要的是恐惧的习惯，这个问题必须解决。

一名来自美国的女患者写道："我4年前看过一名医生，他总是不断地翻我的陈年往事，这让我很反感，所以我就放弃了。我从那名医生那里听到的是，母亲把我扔给女用人照顾，父亲也不爱我。他一遍又一遍地告诉我，爱的缺乏导致我患上了恐惧症，但从来不告诉我如何应对恐惧本身，尤其是对独自出门的恐惧。我不断地寻求帮助，希望有人能帮我处理现在的状态，应对无时不在的恐惧感和糟糕的生理感觉，但似乎我得到的所有答案都是'但是，如果……'和'要是……就好了'。"

这种无助的呐喊并非个例，许多人有同感。

坐在大厅后面，"以防万一"

敏感的人对很多事情都害怕。学校集会时，他们会坐在大厅的后面；吃饭时，他们会选择靠门的位置；看电影时，他们会选择靠近通道的座位……因为万一再也控制不了内心的恐惧，他们可以不引人注意地溜出去。他们总是选择可以最快撤退的地方，"以防万一"。一名患有神经症的女士反复地取消与理发师或牙医的预约，只是因为她觉得从那里的椅子上无法快速离开。

依我看，除非纯粹的敏感被视作神经症可能的重要诱因，否则当前的治愈率无法得到显著提升。我再次强调，许多神经症没有所谓的深层次原因，只不过是被迷惘和恐惧维持的重度敏感而已。

如果你希望康复，你就能康复

受神经症困扰的人总是在质疑自己和他人，而且苦苦追寻的答案总是扑朔迷离，以至于最终失去了尝试的勇气。这种情况在患病时间很长的情况下，会变得更加严重。如果你正遭受此类痛苦，你需要清楚地知道自己的问题在哪儿，并制订一个确定的康复计划。这就是本书的任务。

在此强调一点：不管你患神经症已经多久了，如果你希望康复，你就能康复。患病时间长短的差异在于，患病越久，烦恼记忆一般就越多，尤其是很多失败的经历，所以这样的人更容易绝望。但是患病时间长度并不会对患者造成生理上的影响，所以完全有希望痊愈。

不管你受病痛折磨多久了，你的身体都一直在期待康复，与得病时间短的人并无不同。所以，适用于其他人的治疗方法，同样适用于你。理解这一点非常重要，因为你的疾病是关于你思考方式的疾病，是一种与你对待恐惧的态度有关的疾病。你可能觉得你的疾病与你的感觉方式有关，看似如此，但其实你的感觉方式取决于你的思考方式。知道这一点是成功的第一步，因为使你得病的思考方式完全可以被改变。也就是说，你对待自己疾病的方法可以改变。

读到这里时不要绝望。我知道你很容易失望，强烈地感觉有些“东西”迫使你违背自己的意志，此时的你觉得要改变自己对待疾病的方式根本是不可能的，但我的工作就是帮助你做到这一点。振作起来！

当我看到一个长期患有神经症的人时，我并不觉得他（她）得的是一种治愈希望渺茫的慢性病，也不觉得他（她）是胆小鬼。相反，我看到的是一个遭受痛苦、内心迷惘的人，而且通常是勇敢的人，他（她）只是不知道自己患病的原因，也没有得到足够的帮助。所以，尽管有些人患病已久，但最终还是痊愈了，而且我作为一名医生，从不因为患者得病时间长而缩手缩脚。所以，如果你的病被称作“慢性病”，别气馁。我再次向你保证，如果你想康复而且愿意遵从本书的治疗建议，你就一定能康复。

当然，有些人患病的原因比较特殊，这些原因比较顽固，所以只有先解决这些问题，才能够实现全面的康复。我在第 5 章将会专门论述这些疑难杂症。

此外，与之前提到的生理症状——例如恐慌、心悸和轻度不适感——相比，神经症的症状更多。恐惧及其导致的压力，会造成一些令人十分不安的经历。在随后的章节中，我会简要讨论此类经历，例如无法做决策、高度受暗示性、缺乏信心、虚幻的感觉和人格分裂、强迫症以及抑郁症。

在下一章中，我将详细讨论所有恐惧症类型中破坏后果最严重的一种，即害怕离开家的庇护，也就是广场恐惧症。

第 2 章

害怕离开家的庇护（广场恐惧症）

多数人听说过幽闭恐惧症，即害怕密闭的空间，但是很少有人听说过广场恐惧症，这是一种更能使人失去生活能力的恐惧症。广场恐惧症的字面意思是“害怕广场”，从医学的角度讲，它是指害怕离开家的庇护，不敢独自或在别人的陪伴下出门。广场恐惧症的表现包括害怕进入商店，害怕乘坐私家车或公共交通工具旅行，有时甚至害怕走上街头。

20 世纪 60 年代，广场恐惧症尚未被承认，有些医生甚至闻所未闻。我曾经陪一名患者去看一名具有多年行医经验的眼科医生。我告诉他病人患有广场恐惧症，并向他说明了来此看医生可能导致的临时后果。他很有礼貌地听完，但是当我们离开的时候，他说：“我不相信你说的这种广场恐惧症，哪有这样的病！”

自那以后，英国的报纸和杂志对广场恐惧症的报道日益增多，比如不敢出门的家庭主妇，随后电台和电视的报道也增多了。时至今日，我很想知道那名眼科医生是否还会说同样的话。

患有广场恐惧症的人通常觉得自己的恐惧完全是出于个人原因，甚至不会和医生讨论自己的情况。或许正是因为这一点，人们过去对“神经症”这种说法关注很少。患病的女士很难向一个男人（就像那名眼科医生一样）坦白自己害怕独自到市场上去，必须有个孩子陪同、保护自己，或者干脆让孩子去买东西。同样地，一个男人也很难解释自己情愿不升职，只是因为他害怕升职后需要经常去别的城市出差，而他不敢离开本市。这种恐惧不仅难以向别人解释清楚，而且患者自己也不理解。他们大多数人之前并不这样胆小，回首从前，他们会惊讶地发现自己曾经的旅行是多么地轻松自由。正因如此，他们才觉得自己的病很怪异，羞于启齿。当他们听说许多敏感的人，甚至是名人也有同样的情况时，感到万分惊讶。

每当我在电台或电视节目中谈到广场恐惧症时，热线来电总会挤爆转播总机——听众还是第一次听到别人描述自己的情况和恐惧。承认这种疾病的诱因其实很简单，并且详细描述他们的感受，尤其是承认他们对恐惧的恐惧很重要，这些就是他们渴望已久而又无望找到的安慰。所以多数情况下，这些寻求帮助的患者之前被告知的致病原因太复杂，这与其说是对他们的帮助，不如说是失望的打击。

有的人肯定会问：怎么会出现这种奇怪的情况？有人竟然

不敢走到街头寄一封信，这太幼稚了。

所以，应该对广场恐惧症进行充分的了解。首先，人们应该了解，广场恐惧症的患者并非真的认为某个地方对他有特殊的威胁，或者那里的某个东西会伤害他。他害怕的是在特定的情况下，自己如何做出反应。他对自己受到轻微压力的反应方式——例如感到恐慌、虚弱、心悸等——变得如此敏感，以至于他生活在对这些感觉的恐惧中，害怕自己无法应对这些压力反应，害怕自己当众出丑。所以，家庭主妇不敢出门，城市白领不敢出城，每个人都蜷缩在自己的舒适区。

这就是为什么神经敏感的人倾向于坐在学校礼堂的后面，坐在电影院靠近通道的位置，坐在餐馆靠近门的位置。这便于他们一旦感觉不安，能够很快在不被察觉的情况下溜走。他们尤其害怕乘坐飞机、火车或其他交通工具，因为他们在这些交通工具上无法按照自己的意愿随时走开。

人们对广场恐惧症的兴趣日益增加，所以进行了许多相关调查，尤其是在英国诸岛。这些调查主要涉及广场恐惧症患者群体，尤其关注病因和治疗效果。根据我的经验，多数人的病因很容易发现。通常情况下，广场恐惧症最初的表现是外出时突然出现的虚弱感——一种崩溃的感觉。它常常伴随着突如其来的、无法名状的严重恐慌感。出现这种表现的基本原因往往是疲惫，或者其他形式的压力。它们与各种各样的经历有关，比如我之前提到的难产、体虚多病等。有时，这些表现毫无特殊来由。令人欣慰的是，我发现找到广场恐惧症的初始病因对于治疗来说并不是至关重要的。

因此就不难理解，一名家庭主妇是多么容易被一次意外的心悸吓倒，之后就不敢再离开家，因为她担心外出的时候突发“心脏病”。心脏的任何异常表现都会让她惶惶不安，一次意外的心悸发作对她来说可能意味着警告，尤其是当她独自外出的时候，这种感觉更强烈。如果心悸再发作一次，她会确信自己的心脏肯定出了大问题。如果她就医时，医生能够使她相信“只是神经出了点问题而已”，帮助她在再次心悸时保持情绪平和，直到逐步康复，那就再好不过了。相反，如果她没能得到这样的治疗帮助，她会整天担心自己的心脏，尤其是害怕孤独一人时心悸发作得不到及时救治。这导致她越来越不愿意离开家。

无论走到哪儿，他都需要妻子寸步不离

有一名大学讲师，由于害怕在听众面前突发心悸，逐渐丧失了信心和勇气，以至于只有在妻子在场的情况下才敢说话。这听起来似乎很幼稚，其实不然，因为他在担忧的时候很可能心悸发作，而他在讲课的时候最担忧。妻子的陪伴让他感觉得

到了支持，缓解了他的恐惧。

如果一名家庭主妇害怕突发心脏病（她把心悸误认为是心脏病了），或者害怕眩晕、恐慌，虽然设法走到了超市（这本来是很自然的一件事），但在收银台处排队等待时，突然一个想法涌上心头："如果我现在晕倒了怎么办！"恐惧和紧张会马上对一个敏感的人产生刺激，伴随这种焦虑不安而至的脆弱无助感会让她确信，这些症状就是一次发作。因此她最终的决定就是：要么不再去超市，要么找个人陪她一起去。

女人，而不是男人

我此处讨论的是女人而不是男人，因为与男性相比，女性更容易患广场恐惧症。女性的家庭主妇生活容易导致广场恐惧症的形成，但这并不是说男性就不会患上广场恐惧症。如前文所述，一些男性虽然能够每天离家外出，但是拒绝离开本市，这也是广场恐惧症的一种表现。如果不是因为害怕当上高管会无法避免地经常出差，今天的许多副经理早就升职为经理了。我把这种现象称为"城市边界综合征"。

广场恐惧症的症状与性别无关。一个患严重神经症的男性与同样患神经症但病情较轻的女性会抱怨同样的症状——心悸、眩晕、发抖、恐慌等。与人们通常理解的不同，这些症状并非女性专属。它们都是压力的症状，因此男人和女人都会表现出来。

轻度的不适感与心悸一样令人坐立不安。如果患者在外出时心悸发作，产生恐慌感，他可能会感觉心力交瘁，不敢再走远，必须马上回家。但一旦朝着家的方向行进，本来虚弱的双腿又会变得轻快起来。如果不掉头回家，而是挣扎着继续往前走，或者强忍着继续留在超市（或其他任何地方），逐渐增强的紧张感会导致他的肌肉僵硬，他会感到“无法移动”，或者“麻痹瘫痪”，正如他认为的——寸步难移。他尤其害怕大型商场，因为拥挤的人群、闷热的空气、嘈杂的噪声，以及没有可休息的地方，很容易引发这种令人头晕目眩的恐惧感。

路面似乎起伏不定

头晕目眩的感觉尤其令人恐惧，患者很难相信这种不安的生理知觉其实是由神经导致的。一名女性患者曾说：“当我过度劳累时，我会感到头晕目眩，但我必须努力使自己相信这种头晕目眩仅仅是因为疲劳而已。当我疲惫不堪时，我很难再相信任何事情了。”

患大脑肿瘤的想法阴魂不散地缠绕着她。即使最终被说服，相信神经才是罪魁祸首，她发现自己依然很难平稳地走在街道上，因为路面似乎起伏不定，街边的商店仿佛倾倒了一样。她逛超市也变得异常困难，因为货架上的商品好像在晃来晃去。

此外，紧张感也会影响她的视力。因此，在她看来，物体有时会变得模糊，远处的景象也像是蒙上了一层扑朔迷离的雾霾。

当然，不难理解为什么这名女患者有了这些经历之后，逐渐只想待在家里，即使去购物也要找个人陪着，甚至找一个孩子陪着。如果带着一个孩子一起去，很快她可能就会担心孩子注意到她的怪异，觉得她“怎么这个样子”，所以她可能再也不去购物，直到丈夫能够陪着她一起去为止。

揭示童年时期的原因无助于治疗

治疗的关键是向患者，不管是男性还是女性，揭示如何应对压力过大的症状，尤其是恐慌，以便他们能够逐渐变得不再敏感，不再害怕独处或独自旅行，不再恐惧被人群包围或者排队。正如我之前所述，为当前的疾病探寻童年时期的原因，可能听起来很有意义，但并不能有效改善当前的状况，尤其是在患者已经患病很长时间的情况下。

我曾接待过一名婚姻幸福但患广场恐惧症多年的女性患者。从她的思维分析医师那儿获悉，她之所以不愿意独自外出，是因为她潜意识里害怕成为妓女。这位女士在第二次世界大战期间开过运送军需品的卡车，也就是从那时起她开始出现眩晕，自然对独自驾驶也丧失了信心。她眩晕的原因很可能是疲惫，在战争时期，她肯定无法获得充足的休息或食物。很显然，从她以往的经历来看，她在之后几年遭遇的广场恐惧症发作，是由记忆导致的。所以，她害怕在眩晕的时候无法得到帮助，害怕在人群中丢人或者遭遇危险，害怕独自开车，等等。她的日常轨迹变得越来越窄，最终只敢开车到离家几千米远的地方，不敢独自进入大型商场，只有在医生的陪同下才敢去度假，且到达目的地后很快就返回。自然地，她和家人度假的次数越来越少。

最后，通过解释和鼓励，她学会了如何应对内心的恐惧。她把自己的故事记述了下来，详见日志八（第 16 章）。

周一很自信，周二很气馁

治疗的效果主要取决于医生能否解释：为什么当患者感觉好一些时，疾病又会毫无理由地复发——至少在患者看来是这样，而且病情会迅速恶化，仿佛前功尽弃一样？为什么症状一个接一个地出现？为什么恐慌会“毫无征兆地”出现？为什么令人沮丧的疲惫之后紧接着会出现紧张焦虑？为什么尽管有正确的人生态度，敏感却依然意外地持续如此长的时间？为什么尽管某次治疗非常成功，回到家之后却效果全失，第二天出门还是很困难？这些“为什么”似乎无穷无尽。

除非医生具有必要的理解，否则他对治愈广场恐惧症就会持悲观态度。这是意料之中的。一名女性广场恐惧症患者谈到她自己和其他一些患者的就医经历时，说：“如果没结婚，医生会拍拍我们的背说，结了婚就好了；如果已经结婚，医生会说，有了孩子，问题就解决了；如果是中年妇女，医生会说，这是更年期的问题！”

恐惧乃人之常情

在电台和电视台做节目访问的时候，我惊讶地发现，一些同行固执地认为焦虑状态，包括广场恐惧症，是由深层次的原因——通常被认为是一些潜意识的原因，或者是由某些性格缺陷造成的，而且只有找到这些原因，焦虑状态才会完全消失。

但是正如前文已经指出的，重度敏感可能随时降临在我们每个人头上，而且它的症状出现得如此突然和令人困惑，对此感到迷惘和害怕也是人之常情，所以很难理解为什么有如此反应的人会被视作有性格缺陷、非常另类，以及为什么探寻所谓的深层次原因会被认为是必要的。突发的重度敏感确实令人震惊，且能很快将患者的自信彻底击碎，但受此影响的人不一定就是依赖型人格的人，正如我经常听到患者描述的那样。如果受过医学训练的精神科医生都不能理解敏感，不知道如何应对其影响（我目睹过很多此类情况），那么凭什么指望一个外行理所当然地足够聪明、足够有哲学头脑去应对这些问题呢？

恐惧是我们已知的最强大、最令人不适的情感。人们会对恐惧本身产生恐惧，这很难理解吗？除了对恐惧感到恐惧，非得有其他恐惧的原因吗？正如从一个敏感的人身上可以看到的那样，恐惧本身就是诱发恐惧的原因，难道这不是显而易见的吗？

许多神经症患者虽然不能理解发生了什么，但他们根本不是依赖型人格，反而在对抗自身的恐惧时展现出巨大的勇气和独立性，他们通常很少能够从家人那里获得帮助或同情。一名女患者最近打来电话说："您能在周末之前给我一份您写的日志吗？我丈夫终于肯读一读了。"另一名女患者说："当我丈夫知道男人也会得这种病时，他对我的态度好多了！"

一名女教师，非常聪明，她不愿意待在商店里，除非她手里握着一辆玩具车，时刻提醒自己车子就停在附近，以便她无法忍受恐惧时可以很快逃离。当我说到这位女士的故事时，听众经常觉得滑稽可笑，而恰恰因为这种嘲讽，广场恐惧症患者不愿意向别人诉说自己的恐惧，哪怕是向亲人或朋友。尽管患者的丈夫起初对妻子充满同情，但他不久会变得烦恼、不耐烦，最终对这种病造成的种种不便感到绝望，只剩下妻子英勇地孤军奋战。她太了解其中的艰辛了，并为此极度内疚。

计划，破灭；再计划，再破灭

带患有广场恐惧症的妻子去度假，想一想都令人沮丧。前一分钟她还说想去，随后就会变卦。所以制订计划，破灭；再制订计划，再破灭。酒店和机票也是预订了，取消；再预订，再取消。在此过程中订金也没了。妻子的状况有了明显好转时，丈夫充满乐观的希望；妻子的状态再次变得不好时，尤其是没有明显的理由时，丈夫也随之陷入绝望。丈夫的信心就是在这样的反反复复当中被消磨殆尽的。

妻子也同样沮丧懊恼，尤其是当丈夫因失望或缺乏兴趣而未能给予她渴望的合作时。她对沮丧的体验极其强烈，因为正如她的许多其他情感一样，沮丧感被敏感夸大了。她有时觉得丈夫是故意采取不合作的态度，在绝望的时候甚至会觉得她恨自己的丈夫。的确，她有时会因为自己深深的厌恶和憎恨感到迷惘、困惑。虽然她知道昔日的夫妻情分还在，但她无法感受到。她疑惑不解："哪个才是真实的？我当前的厌恶，还是昔日的爱？"她非常恐惧，因为她对这种厌恶的感觉是如此真切。

一个妻子这样写道：“我仿佛就要通过层层迷雾看到真相了，但又始终无法最终看清。我不知道我是否还真的爱我的丈夫，因为我觉得他现在像一个陌生人，而不是当初我托付终身的那个人。”

“翻过身去，快睡吧！”

另一名女性说道：“亲爱的丈夫曾经对我帮助巨大，现在却总是对我抱着‘你自己看着办’的态度。如果我在晚上翻一次身，他的安慰办法就是说一句‘翻过身去，快睡吧！’。如果翻过身就能睡着，我难道不会这样做吗？”

“他们要是明白就好了！”

再次强调，无法感受到爱是情感疲惫的常见但临时的后果，理解这一点有助于鼓舞患者，减轻他们的迷惘和内疚感。人们不应该因为家人的不理解而过度叹息，也不要自怨自艾，心想：“他们要是明白就好了！”事实上，很少有家人真正“明白”，大多数患者是独自步履艰辛地走在误解导致的孤独之路上。不要浪费精力在自哀自怜上，这是一种昂贵的情感，它会剥夺你前进的意志，却永远无法治愈任何人。

此外，如果有医生告诉你，只要你真正想康复，你就能康复，你对此也不要过于苦恼。因为请放心，我很少见到不想康复的神经症患者，不管是男是女。只不过他们在治疗的过程中失败的次数太多，以至于康复的意愿被消磨殆尽了。然而，这种康复的意志之火并未完全熄灭，而是蓄势待发，期待另一次英勇的战斗，尽管这些战斗经常被医生误导了。在此澄清：我的绝大多数患者（我很少用“绝大多数”这个词）渴望康复。当然，偶尔也会有顽固的逃避者，他们宁愿蜷缩在疾病状态中，也不愿意承担日常生活的责任。在我行医的过程中，这种病例很罕见。

“医生，我是在试图逃避什么东西吗？”

有些人焦虑地问我：“医生，我真的是在试图逃避什么东西吗？我的上一个大夫是这样告诉我的，可我究竟在试图逃避什么呢？”这个问题通常来自极其渴望康复的女患者。如果丈夫认为妻子是故意患病以便博得关注，他的这种想法是可悲的。任何敏感的人都想摆脱广场恐惧症，或者其他任何的焦虑状态，而不是陷进去。我的大多数神经症患者是敏感的，他们康复后的生活证明了这一点。

在过去的2年里，我每个季度为1300名焦虑症患者写一篇日志，他们来自世界各地，大都患有广场恐惧症。如果我不是确信他们渴望而且能够被治愈（甚至单靠这些日志的远程指导就能做到），我就不会花费大量时间和精力去写作、分发这些日志了。许多患者最近给我寄来了病情好转的报告，相当令人鼓舞。这 8 篇日志附在本书最后。

如果你读本书的目的是缓解你的神经紧张，而你是可以自由移动的，没有患广场恐惧症，不要因为我谈了很多关于离开安全的家的恐惧而感到失望。在接下来的几章里，我会解释许多类型的恐惧及其症状，并提出治疗建议。

如果你患有广场恐惧症，请放心，它是可以治愈的。现在，我们谈一谈如何治疗广场恐惧症和其他类型的神经症。

第 3 章

治疗“主妇困于家，白领限于城”的生理神经症状

如果某种问题、内疚、悲伤或屈辱导致你生病，并且使你敏感，那么必须先解决这些诱因，然后你才能痊愈。

正如下面几章所建议的，理解这些生理症状，清楚如何应对它们，将帮助你找到内心的平和，使你能将注意力集中到自身问题上。此外，第 5 章还专门论述了如何治疗难以治愈的顽疾。

不管是否有特殊的致病原因，每个患者都应该学会：

- ◆ 应对自身的神经症状——恐慌、心悸、虚弱等。
- ◆ 应对所有伴随疾病而来的令人不安的神经紧张经历，例如丧失信心、产生幻觉、偏执或抑郁。

你可能在想：“要想康复，要做这么多事啊！”不管在你看来治疗计划多么严格，它的治疗效果都取决于 4 条简单的规则：

1. 面对，不要消极逃避。
2. 接受，不要固执抗拒。
3. 飘然，不要过分关注。

4. 等待，不要心急火燎。

我在之前的著作中写道：“当你看到这4条规则时，你可能想‘这太简单了！’。”不管你现在怎么想，在你学会成功应用它们之前，你都需要认真领悟这4条规则。事实上，许多人正是采取了与遵守这些规则恰恰相反的做法，病情才会越来越严重。由此可见，这些规则并不像看起来的那样简单。

神经症患者通常都很警觉地注意到了每一个新的症状，听到了对此的一些解释，但与此同时又害怕认真审视这些症状，担心这样做只会使情况越来越糟。他们焦虑不安地找事情做，试图以此强迫自己忘记症状。这其实是消极逃避，不是勇敢面对。

有的患者应对不安情绪的办法是让自己严阵以待，心想：“我决不能让这种情绪占了上风！”这其实是在顽固抗拒，而不是接受和飘然。

也有的患者总是回顾过去、忧心忡忡，因为已经过去了很久，自己还没有痊愈，病魔阴魂不散地缠绕着自己，要是自己或医生知道该怎么做就好了。他这是心急火燎的表现，没有等待。

面对、接受、飘然和等待就是治疗的全部关键所在，但如果患者认为自己需要比这些更激烈的办法才能被治愈，我们需要对此惊讶吗？我觉得无须大惊小怪。

此处讨论的这些症状都是最常见的，它们阻止神经症患者独自外出：恐慌（罪魁祸首）；心悸发作；持续的心动过速；心律失常；头晕目眩；无法深呼吸，以及害怕窒息；害怕当众呕吐；感觉喉咙有肿块，无法咽下固体食物（尤其害怕外出就餐时当众出丑）；双手颤抖；脸涨得通红。一般患者通常只表现出其中的几项症状，很少有人全部具备。

最常见的体验包括：优柔寡断、易受暗示、丧失信心、感觉虚幻、清晨恐惧感、胡思乱想、偏执、抑郁。

任何类型的焦虑状态都可能伴随这些症状和体验，害怕离开家不一定是必备的症状。所以，如果你患有神经症，但能够自由地离开家，你会发现自己的生理神经症状在此处也有解释和治疗方法。

恐慌

有的焦虑状态是由对恐惧症状本身的恐惧引发的。若想真正理解这种焦虑状态，必须对恐慌有充分的了解，因为如果不是恐慌在反复地兴风作浪，神经就会平静很多，其他类型的神经症状也不会表现得那么强烈。

恐慌在广场恐惧症中的主导作用尤为突出，为了避免外出时恐慌发作，广场恐惧症患者会随身携带一些道具作为支撑：

有的推着婴儿车，有的牵着一条狗，有的佩戴墨镜。许多患者倾向于晚上或者下雨的时候外出，因为他们觉得此时自己不那么引人注目，遇到人的可能性更小。此类手段和托词提供了某种保护和支撑，患者可能借此最终获得勇气，敢去离家更远的地方。然而，用这种办法康复的患者并不完全明白他们是如何康复的，所以他们的头脑中会不断地涌现那个可怕的念头——“万一旧病复发怎么办？”由于病因是恐惧（或压力）本身，所以只要患者担心恐惧会卷土重来，恐惧就已经在回归的路上了。这也是广场恐惧症患者不敢离开家，即使外出了也会很快返回的原因。

道具早晚会失效

此外，道具早晚会失效。所以，永久康复的正确方法是知道如何勇敢面对、真正接受恐惧，而不是利用道具自欺欺人。这听起来易如反掌，做起来却难于登天。因此，完成这些看似简单的任务，患者理所当然地需要巨大的支持和鼓励。

受制于某个“东西”

解开敏感之谜的钥匙在于认识到对于一个敏感的人来说，仅仅是想到会恐慌就会导致恐慌，甚至恐慌有时不请自来。这就是为什么患者经常觉得自己像是陷入了一个圈套。他会说：“恐慌来得如此迅速和突然，我完全不知如何做才好。”因此，他始终保持警觉,随时预留一条快速撤退的通道,最终由于害怕“就在街角”的恐慌，他甚至都没有勇气独自外出或离开家乡了。

把神经与枪支的扳机做一番对比，对于我们理解此类恐惧是有帮助的。生锈的扳机经常失灵，而在保养良好、经常使用的情况下，扳机则反应灵敏、一触即发。戴着太阳镜或谨慎地推着婴儿车的女患者，她们的“神经扳机”用得如此频繁，以至于哪怕是看到一个必须停下来打招呼的邻居也会让她“走火”（“走火”是个很恰当的词）。这尤其令人沮丧，因为她本可以不产生这种感觉。如果不是因为敏感，碰到一个爱打听的邻居顶多感觉烦人，但不至于恐惧。

将恐慌降低到正常强度

治疗的关键是形成对恐慌的绝缘，让它来得既不轻易也不剧烈。换句话说，就是把恐慌降低到正常强度和频率。为了做到这一点，神经症患者必须知道，当感到恐慌的时候，他并不像他认为的那样只感受到了一种恐惧，而是两种不同的恐惧，我称之为“初级恐惧”和“次级恐惧”。

了解这两种不同的恐惧对于治疗至关重要，因为虽然敏感的人无法控制初级恐惧，但通过了解和练习，患者完全可以学会如何控制次级恐惧。正是次级恐惧使得初级恐惧阴魂不散，导致患者过度敏感，从而患上神经症。

初级恐惧

我们每个人偶尔都会经历初级恐惧，这种恐惧是对危险的条件反射。它的强度适中，我们对它能够理解和接受，因为我们知道一旦危险消失，这种恐惧也会随之而去。但是对于面临危险的敏感的人来说，初级恐惧出现得如此之快，犹如电光石火，而且与面临的危险程度如此不成比例，以至于他们无法轻松地将初级恐惧抛到脑后。相反，他们通常对此畏缩、恐惧，在此过程当中，在初级恐惧之上叠加了次级恐惧。的确，与初始的恐惧相比，他们对恐慌的生理感觉更担忧。而且因为敏感那个“老妖怪”延长了初级恐惧存续的时间，次级恐惧仿佛与之融为一体。这就是为什么明明有两种恐惧，但人们感觉只有一种。

初级恐惧的闪现可能是对一个仅仅是朦胧模糊的想法，或者说一段不愉快的记忆的反应；或者就像前面提到的，不请自来。你看，敏感的人就是这样轻易地沦为初级恐惧的受害者的。

所有的压力症状都被称作初级恐惧，包括心跳沉重、胃绞痛、身体颤抖等，因为它们似乎都是不请自来的，就像面对危险时恐慌的闪现一样。对于这些症状，神经症患者肯定会叠加次级恐惧。

次级恐惧

次级恐惧的例子不胜枚举，而且每一种都是大家耳熟能详的。识别次级恐惧很简单，因为人们往往会说：“哦，天哪！”“万一……怎么办？”“哦，天哪，昨晚吃了3片药才睡着！万一今晚3片药不管用了怎么办？”“万一我没有好转，而是继续恶化怎么办？”如此多的“哦，天哪”和如此多的“万一”构成了次级恐惧。你可能都听说过了。

神经症患者在学校的礼堂、电影院或餐馆里胆战心惊，初级恐惧一出现，他们就陷入其中无法自拔，然后马上会叠加次级恐惧。他们心想：“哦，天哪，又来了！受不了了，真不想在这么多人面前出丑！我得赶紧走！快！快！快！”每想一次“快”，他们的紧张感就增加一级，随着紧张感越来越强烈，恐慌也在累积，直到感觉很快就要崩溃。所以，他们使自己越来越紧张不安，压力感越来越强，这种感觉让人思维紧绷、筋疲力尽。一般人处于这种高度紧张焦虑的状态中几分钟都受不了，但是在学校礼堂中，这些人不得不坚持一个多小时。随着恐慌的持续，他们更恐惧即将发生的危机，确信“糟糕的事情”肯定要发生，依稀地看到自己正在“崩溃”。他们并不清楚“糟糕的事情”是什么，只是感到它像幽灵一样盘旋在头顶。患者们可以放心的是，即使是敏感的人遭遇的恐慌发作也有强度的极限，而且他们可能已经体验过这个极限了。然而，他们并没有意识到这一点，因为想象力在不停地将其放大。

思维麻木

他们的恐惧如此强烈，想象力又是如此活跃，以至于在恐慌达到顶点时，感到思维都麻木了，行动也不由自主。也正因为如此，患者才选择坐在最靠近出口的位置，以便随时快速撤离。神经症患者不明白的是，正是他们自己叠加的恐惧，即次级恐惧，最终驱使他们跑到大楼外面寻求安全感。

一旦走出大楼，他们可能会感到轻松一点，能够畅快地呼吸。但是当他们意识到又失败了，他们会陷入绝望，因为他们觉得自己再也不能克服这种障碍了。他们给自己布置了一个不可能完成的任务，他们勇敢地挨过每一个痛苦的时刻，但他们用的方法不对。

如果你有时也会在大厅外面寻求安全感，问问自己为什么在外面可以逐渐放松下来，在里面却做不到。你可能会说："我一到外面，感觉就不一样了。"事实是，你一来到外面，你的想法就变了，你的感觉当然也会更好。

他总是礼貌地说："不好意思，打扰了！"

当你处于敏感状态时，感觉会紧随着你的想象出现，迅速且强烈，以至于当你坐在学校集会的礼堂里面时，你可能会对自己的想象感到恐惧，并且害怕紧随其后的感觉。但是你还是会去想，不是吗？你的想象力丰富而生动，你甚至看到自己变得歇斯底里，被人架到了外面。然而，我从来没有看到或者听说神经症患者当众变得歇斯底里。当患者觉得自己连一分钟都无法再忍受，决定离开礼堂时，他们总会对身边的人礼貌地说："不好意思，打扰了！"

大楼外面的情况究竟有何不同，使得外面比里面更容易忍受？如果你是身处这种情况的患者，你可能会想："谢天谢地，终于安全了！"感觉如释重负。首先，你的思想放松了，这缓解了压力和身体的紧张。如果你在大楼里面也能做到这一点，问题就能迎刃而解。你可能觉得事情远比这复杂得多，但事实上就是如此简单。然而，说起来容易，做起来难。

初级恐惧总会慢慢消退

你如何应对在礼堂里面时的恐惧感，包括恐慌、可怕的想法和焦虑不安？你应对的办法是尽可能地挺过恐慌，甚至挺过焦虑不安。正是那些"哦，天哪"和"万一"逐渐积累，最终发展到一个危机的临界点。要明白你的身体不是机器，它生产肾上腺素的能力是有限的，所以初级恐惧只会像波浪一样袭来。这意味着它总会慢慢消退的，你需要做的就是耐心等待，不要落入次级恐惧的陷阱，否则会产生更多的肾上腺素，无异于火上浇油。如果你继续坐在礼堂里的椅子上，身体尽量放松，甚至可以斜躺在上面，准备好让恐慌的感觉过去，即使最强烈的恐慌感觉到来也不要退缩，这样恐慌的感觉就不会叠加。你敏感的身体可能时不时地还会感到恐惧，但恐慌的作用不会累积了，最终身体的机能就会恢复。

你一定要让这些生理上的感觉引发如此严重的心理恐惧吗？你一定要让这些糟糕的感觉毁了你的生活吗，即使你已经掌握了获得平静的方法？仔细思考一下这两个问题，你会发现，毫无重大医学意义的身体感觉只是在虚张声势而已。单凭认识到这一点，很多患者就能痊愈。

如果你准备好挺过恐慌，接受这个乍看起来有点悬的办法，你就会获得些许平和，足以减少肾上腺素的释放，开始去敏感化的过程。正是次级恐惧日复一日、月复一月地轮番轰炸，才使得神经高度警觉，使得初级恐惧的强度逐渐增加，最终一触即发。

一个微弱的声音说："坚持！"

如果你愿意试着挺过恐慌，这意味着你至少在部分地好转。尽管在一个微弱的声音说"坚持"的同时，还有一个更强大、更持久的声音在说"不，我做不到"，你也应该听从那个微弱的声音。不管它听起来多么微弱，它都是接受的种子，痊愈的开始。

即使你成功地应对了次级恐惧，去敏感化也需要一段时间。

完全接受后，一个敏感的身体在未来一段时间内还是会闪现初级恐惧。有些患者抱怨说，尽管他们不再恐慌了，但内心有时还感到忧虑，身体偶尔颤抖，好像恐慌又要发作一样。这就好比一口大钟，在被敲击之后，颤动还会持续一段时间，钟声会慢慢消失。

虽然这确实令人心烦，但即使存在那种接近恐慌的内心颤抖感，人们依然可以确保身体机能正常。那种感觉会像钟声一样慢慢消失。

一名女患者写道："在恐慌停止之后，我很快学会了忽视那种颤抖的感觉，很快它就消失了。"敏感神经会像断腿一样自然恢复，但是需要时间。在不叠加次级恐惧的情况下，勇敢面对、从容接受神经症的症状，至关重要。如果你准备这样做，奇迹就会发生在你身上。

真正做到面对、接受、飘然和等待并不容易。其中最难做到的就是等待，因为患者已经身处痛苦和绝望的折磨中很久了，再让他们耐心等待确实有点强人所难，但这是必要的过程。

另外，不要以为我低估了恐慌的严重性。我很清楚恐慌的余威有多大，而且我也知道即使每天服用镇静剂，有着康复的渴望和接受的决心，你也可能会觉得太累了而不愿去做。这就好像你的大脑愿意接受，但你的身体太疲惫，不能执行大脑发出的指令。

在康复的过程中，你可能会有一种奇怪的体验，即感到了恐慌和其他的神经症状，但与此同时，你也知道它们已经对你构不成威胁了。有一名患者写道：“我依然会犯广场恐惧症，但我对此再也不感到恐惧了，只是感觉挺烦人而已。”换句话说，由于记忆和一些遗留的敏感，那些感觉偶尔还会冒出来，但他已经知道如何应对了。

不管你已经患病多久，只要你下定决心不再叠加次级恐惧，完全康复就指日可待。揭开恐慌的神秘面纱，看清这两种不同的恐惧，对于治疗来说至关重要。了解识别次级恐惧的方法，然后学会应对次级恐惧，这一点也非常重要。识别、应对次级恐惧就是去敏感化的方法，也是全面康复的方法。相信我。

忍受

你要确保自己知道真正接受和“忍受”之间的区别。忍受是指在恐慌发作的时候逃避恐慌，这实际上是在已有的恐慌上叠加新的恐慌。祈求恐慌赶快过去，别再回来，或者希望它赶紧到来，以便你能克服它——这两种情况都说明你在有意避免导致恐慌的人和地方。这样做的结果是，你能待的地方变得越来越狭小，最后连大门都不敢出；还说明你总是预留一条快速撤离的通道，并且期待撤离。所有这些都意味着，你的病情还在持续。

真正接受

真正接受意味着学会识别次级恐惧，而且尽量不要产生叠加效应。识别次级恐惧最初可能很难做到，但一旦你熟悉了这个方法，你会惊奇地发现次级恐惧的叠加给你带来了多少折磨。真正接受甚至意味着欢迎恐慌，因为这样你就可以练习我建议的应对方法，直到不再有任何恐惧。我知道你读到这里可能会心生疑虑，发出一声叹息，但你能做到。我见证过许多患者，他们曾像你一样绝望，也不比你有更大的勇气，但最终克服了恐惧，获得了内心的平和。所以，为什么你做不到呢？

“这个医生根本不知道我的病情多严重！”

不要误以为“这个医生根本不知道我的病情多严重”。如果你这么想，你就是在往自己身上叠加次级恐惧，可见次级恐惧是多么狡猾！当你学会通过真正接受克服恐惧之后，你就不再需要墨镜了，也不需要坐在礼堂的最后一排了。当然，你也不需要只是为了成功走进超市，尝试着这周先走到街角，下周走到村子里。你今天就可以乘公交车去市中心，因为你掌握了应对恐慌的方法，在任何地方你都可以进行自我治疗。

所以：

◆ 切记，道具经常会失灵，所以不要用托词逃避恐惧，要勇敢地面对它，真正接受它。

◆ 学会识别次级恐惧，并练习如何应对它。

◆ 耐心等待。不要因为急着摆脱恐惧而使次级恐惧不断叠加，变得越来越强烈。

◆ 即使是敏感的身体，所产生的恐慌强度也是有限度的。

◆ 你的大脑没有麻木，你一直可以思考，只是方式错了。

◆ 生理的感觉只是在虚张声势，如果耐心等待，初级恐惧总会慢慢消失。

◆ 尽管让初级恐惧嚣张吧，不要叠加新的恐惧就行。

◆ 听从微弱声音的召唤，坚持下去。

心悸

我所谓的心悸，是指短时间内突然发作的心脏快速跳动，有时发生在神经症患者身上。它可能在患者活动的时候发作，也可能出现在患者睡觉前或刚醒来的时候。

当患者晚上独自躺在床上的时候，心悸的发作尤其应该引起警惕。通常情况下，心悸的人会惊慌失措地立即坐起来，或者浑身出汗地躺着，双手发麻、脸发烫，同时等待情况的进一步恶化，甚至怀疑死亡即将到来。连续几周、几个月的焦虑会使患者的心脏非常敏感，以至于任何噪声或压力都足以使他心跳加速，例如可能仅仅是街上汽车的关门声，或者令人不安的梦，以及任何其他使他突然醒来的情况。

如果你有此类经历，即因为心悸从梦中醒来，那么你越是恐慌，释放的肾上腺素就越多，遭受痛苦的时间则越长。虽然你可能想："真希望医生能感觉到我现在脉搏跳动的速度，真是太恐怖了！"但如果测量一下你的脉搏，你会发现速度不会快于每分钟120下。一个健康的人因为赶公交车跑了一段距离，其心跳速度也会和心悸的人一样快。但是我们并不会为此感到担忧，因为我们知道心跳加速的原因，也知道当我们停止跑步的时候，心跳会恢复正常。

大多数人会因为突发的心悸感到恐惧，但其实神经性的心悸没有任何危险。喉咙里面的肿胀感，只是颈部动脉反常的剧烈跳动而已。如果你能看到心脏肌肉是多么厚实、强健有力，你就再也不会害怕心脏破裂或者被心悸损伤。一颗健康的心脏可以连续好几天甚至好几个星期忍受每分钟超过200次的跳动，并且没有任何损伤。所以，尽管让心脏跳动吧，直到它恢复平静，记住这是一颗好心脏，只是因为神经刺激而跳动加快而已。这样的刺激不会损害心脏，而且心脏最终一定会恢复平静。我估计医生已经检查过你的心脏，告诉你"只是神经"出了问题，"你的心脏没有任何问题"。

心悸不过是由受了过度刺激的神经引起的心跳速度暂时的异常而已，最终一定会平静下来，理解这一点有助于你摆脱对心悸的恐惧。恐惧减少意味着肾上腺素的释放减少，因此刺激减弱，心悸发作的频率降低。随着你健康状况的改善，最终心悸不再发作。无论如何，你都不要觉得自己的努力没有用。

如果你在外出的时候心悸发作，请停下来休息，直到心跳恢复正常，这样你会感觉舒服一点。如果你愿意，你也可以继续走路或者工作。不管是等待还是继续走路，试着接受心悸的发作，不要因此过度纠缠。切记，当心悸发作时，自然规律也在发挥作用，使心跳速度恢复正常。所以，不要因为恐惧而掉头回家。心悸发作之后，没有必要匆匆忙忙赶回家。我再次强调，这条建议仅适用于经医生检查后发现心脏没有问题，问题仅在于神经方面的患者。

如果你患有广场恐惧症，不要因为心悸发作就匆忙回家。待在原处——商店、学校礼堂或电影院，自然规律会慢慢使心悸停止，你不需要采取任何措施，只要愿意坚持下去就行。如果这样做，你会惊奇地发现神经性的心悸很快就会停止。

在康复的过程中，有些人可以很好地接受心悸，所以即便在发作当晚也能安然入睡。有的患者需要药物帮助才能平静下来，在治疗的早期阶段我有时也会给出这样的建议。对严重敏感的患者，我是不会提出过于苛刻的要求的。在治疗的初期阶段，我只要求他们认识到神经性心悸并无危害的本质，并尽可能坦然地接受，尽量少产生恐慌。

持续的心动过速

一个长期处于焦虑压力之下的人会发现自己的心脏持续地跳动过快，尽管不像心悸发作时那样快。在心悸发作时，心跳加速只是神经的正常反应。再次强调，让患者心烦的是对此的认识，而非真正的心率。这种对身体的认识方式会不断地使患者将注意力集中在自己身上，从而导致恐惧。他们的思绪总是轻易地回到自己身上。如果足够勇敢，害怕独自出门的女患者可能尝试着想："我今天必须走到街角的商店，我不能总是考虑自己了！"所以，当她迈出家门走在路上时，她的注意力转而集中在邻居的花园、驶过的汽车上。进入商店后，在等待的过程中，她会仔细看货架上的商品，阅读从未留意过的商品标签。在整个过程中，她可能一直感觉心动过速、身体打战、双腿发抖，怀疑自己还能忍受多久。身体影响思维，而思维反过来又影响身体，最终绝望的恶性循环可能迫使她还没买东西就逃离商店了。

害怕关注身体出现的情况

有的患者寻求用托词转移对自身感觉的注意力。这是在逃避，不是面对。如果害怕关注身体出现的情况，就没有人能够使自己平静下来。处于敏感状态的时候，患者会感到心脏快速地跳动，如果他焦躁地倾听并记录每一次心跳，或者焦躁地避免倾听心跳，那么他将会依然敏感，心跳也不会减慢。

没有魔法能让心脏立即平静下来

如果你有这方面的病痛，要对心动过速的长期性做好心理准备，承认这种心动过速、胸闷也是康复过程的一部分，直到你的神经不再过于敏感。你可能觉得只要心脏依然跳动过快，病就肯定没好，但这是错误的。可能需要好几周你才能不再注意过快的心跳，但一旦你接受了这种现实，你就会变得越来越好。虽然药物能起一定作用，但没有魔法能让你的心脏立即平静下来。

“遗漏的”心跳

心脏如果受到过多酒精、尼古丁、咖啡因（主要指咖啡和茶）的刺激，或者由于消化不良、处于神经压力之下，可能会“遗漏”心跳。虽然感觉如此，但心跳不会真的遗漏，只是心脏跳动不规律，这被称作“期前收缩”。再次说明，是心跳的节奏发生了变化。为了弥补一次异常的快速跳动，心脏稍微放松停顿了一下，以便几次速度不均的跳动与速度均匀的跳动用一样的时间。这个停顿会让人感觉是心脏跳动“停止”或“遗漏”了，其实不然。

所谓“遗漏的”心跳并不危险。很多40岁以上的人，以及许多健康的年轻人会发生这种情况，但是他们并未意识到。对于敏感的人，略久停顿之后的有力跳动带来不安的感觉，就像电梯运行过程中的突然下降一样。如果长期经历期前收缩，尤其是发作的频率过高，肯定会令人担忧。患者可能静止不动，认为自己的心脏要停止跳动了。但是心脏是不会因为“遗漏的”跳动而停止跳动的。

消化不良造成的胃气围绕在心脏周围，会加重这种状况。运动可以消除神经性的期前收缩，所以不要因为过于担忧而整天躺在沙发上。

有些患者将其“遗漏的”心跳描述为纤维性颤动。事实上，纤维性颤动与期前收缩是不同的，如果不放心，可以让医生为你详细解释一下。

头晕目眩

当不敢出门的人尝试着单独外出时，没有比路面上下起伏、房子左右摇摆、身体摇摇晃晃更令人灰心丧气的了。此时，通常的反应是找个地方坐下，等待头晕目眩的感觉过去。如果附近没有座椅，找个东西扶着休息一会儿，然后回家，而那天的出门冒险也就中止了。的确，即使在家里，头晕目眩也经常来拜访神经症患者。如果头晕目眩碰巧在患者试图外出时来敲门，患者可能几周都不敢外出了。因此就出现了这个常见的问题——“我头晕脑涨得这么厉害，怎么出门啊？光是想一想外出，我的情况就恶化了。”

头晕目眩分为两种。一种叫眩晕，通常并非是由神经因素导致的。真正的眩晕发生的时候，静止的物体看起来像是在飞快地移动，房间突然旋转了起来。患者此时摇摇晃晃得非常厉害，甚至摔倒在地。此类剧烈的眩晕通常伴随着器官方面的问题，例如可能是一小块耳垢粘在了耳膜上，或者是耳咽管被堵塞，等等。如果是这些情况，患者一定要去看医生。

另一种是轻度的头晕。神经症患者很少出现真正的眩晕，他们的“头晕目眩”更可能是轻度的头晕。患者感到身体像是“飘浮着”，晕乎乎的，并没有意识到周围的东西都在剧烈地旋转。神经性的头晕目眩是压力所致，因为压力会妨碍平衡机制（半规管）的正常功能，影响其从眼睛、颈部和身体肌肉接收正确的信号。虽然这种妨碍有时可能非常严重，甚至会让患者感到身体不受控制，但是失控的程度绝对不会和真正的眩晕一样剧烈。

以感到身体左右摇晃为特征的头晕有时也可能伴随低血压，或者高血压暂时下降，例如在炎热的天气中、服用了安眠药之后等。可以安心的是，头晕伴随的是血压的下降，而不是升高。所以高血压的人在头晕发作的时候，不用担心中风。

“生活细节的改变”也可能导致头晕目眩的发作，例如在花园劳作、打字或洗头发时弯腰，或者仅仅因为从地上快速地站起来。大多数机器会不时地发生故障，我们为什么期待像人体这么复杂的机器一直完美运转呢？事实上，人体会逐渐适应压力导致的头晕目眩，而且如果我们不因为恐惧眩晕而进一步给自己增加压力，人体恢复调整的速度会更快。一名女患者总是害怕被十字路口的红灯困在车里，所以当绿灯即将变成黄灯的时候，她总是想：“我现在绝对不能停车！我总是在红灯亮时产生头晕目眩的感觉。”因此，她会在黄灯的时候加速通过路口，当然，这种额外的压力加重了头晕的趋势。是她自己导致自己产生了头晕目眩的感觉。

另一名女患者说她头晕得厉害，不能走路，但能很好地骑自行车。她在骑车的时候能够说服自己不头晕，因为当时她需要集中注意力以掌握车子的平衡，不像走路的时候那样思绪都在身体方面，因此不会头晕目眩。不难看出，思想会创造奇迹。

无法深呼吸

很多过度焦虑的人，会发现扩张胸腔深呼吸异常困难，尤其是出门在外的时候。这并不意味着他们的肺或心脏有疾病，仅仅是因为胸部肌肉过于紧张。他们不理解产生这种感觉的真正原因，所以像一名女患者描述的那样“张大口呼吸”，担心如果不这样就会窒息而亡。

大自然不会愚蠢到要让我们有意识地控制才能呼吸。如果这样，我们睡觉的时候怎么呼吸？或者无意识的时候怎么办呢？我们的中枢神经系统中有一个呼吸中枢，能够自动地调节我们的呼吸。如果我们没有吸入足够的氧气，那么二氧化碳会在我们的血液中累积，当它达到特定的浓度时，会刺激呼吸中枢，然后自主神经系统会发出指令强行扩张肺，吸入更多的空气，排出多余的二氧化碳。

为了说明这个呼吸中枢如何自动地工作，我询问了出现这种情况的患者，看他们能够多长时间真正地不呼吸。起初他们不愿意尝试这个“危险的”试验，但是当他们试着这样做的时候，他们惊讶地发现大约半分钟之后（即二氧化碳累积到一定浓度的时间），他们就开始不由自主地再次呼吸，然后深深地吸了一口气。当他们意识到有一个不受他们控制的呼吸中枢存在时，他们明白了之前的绝望挣扎是多么愚蠢。

如果你也正在经历神经性的“无法深呼吸”，不要害怕。根据你的忍受程度，呼吸得浅一点即可，但是不要因为这种呼吸方式而担忧。尽管你吸入的空气少，呼吸中枢也会确保你吸入足够的氧气。

让这种自动控制来照顾你，它在你晚上睡觉的时候能够很好地保护你，为什么觉得它在白天的时候会失灵呢？事实上，它一直在发挥作用。

浅呼吸会暂时地排出过多的二氧化碳，所以患者可能会感觉头晕目眩，双手发麻。这并不意味着中风的危险，只是因为二氧化碳的浓度下降，血液碱性增强，导致身体出现了头晕和发麻的反应。这时，呼吸中枢会通过降低呼吸速度逐渐对此进行调整，直到二氧化碳的浓度恢复正常水平。

当患者能够摆脱对浅呼吸的恐惧之后，我经常惊讶于他们痊愈的速度。有一名女患者来到我的咨询室，她呼吸时明显感觉很痛苦。她很绝望，因为正如她所说，她已经断断续续地这样呼吸好几个月了。我先给她解释了呼吸中枢的作用，然后让她做了屏住呼吸的那个试验，使她很快放松了很多，能够开始自然地深呼吸了。自那以后，她再也没有因为浅呼吸而烦恼过。

如果你在了解了其中的原理后，仍然无法深呼吸，也不要失望。这不是重点，重要的是坦然接受（真正接受）会通过释放压力带来奇迹。

虚弱（双腿发软）

神经障碍导致的虚弱是情感冲击性虚弱，如果突然得知继承了百万美元，我们任何人都会感受到此类虚弱。情感冲击刺激身体释放肾上腺素，使腿部肌肉的血管扩张，导致身体其他部位的血液涌到腿部，血液循环因此受阻。这会让我们感到虚弱，双腿发抖。哮喘患者在注射了肾上腺素之后必须马上休息，直到颤抖和虚弱的感觉（注射肾上腺素产生的副作用）消失。

只要想到单独外出，广场恐惧症患者都可能产生一定程度的恐慌，所以当他出发的时候，就已经处于敏感状态，此时外面的任何一点压力，例如穿过主路、排队或乘坐公交车等，都会立即让他感到虚弱、发抖，双腿就像果冻一样虚软。所以他就会想："今天尝试外出有什么用？我还是回家吧。"

如果他再次鼓起勇气尝试出门，他开始肯定会先胆战心惊地看是否能够走到门口，然后尝试走到街角，看是否还感到虚弱。我们不难理解他这样做的原因。他以这种方式尝试时感到的恐惧，正是导致他所害怕的感觉产生的原因。他让自己陷入了"恐惧—肾上腺素分泌—更加恐惧"的恶性循环。认识到生理感觉只是虚张声势就能治愈许多患者；同样地，认识到"恐惧—肾上腺素分泌—更加恐惧"的恶性循环也能治愈很多患者。

当一个神经症患者坐在一个拥挤的礼堂里时，他会想："我还能坚持多久？万一我晕倒了怎么办？我能感觉到糟糕的情况就要发生了！"这种想法其实在不断地给他带来冲击（额外的肾上腺素），一次接一次。人们通常可以承受多次这样的冲击，最坏的情况就是感到轻微的头疼。事实上，神经症患者很少会晕倒。所以，当你感到“浑身虚弱”的时候，放松即可，不要杞人忧天。

从椅子到椅子的“朝圣”

一名神经症患者非常容易感到劳累，即使购物时排队等待结账都是一次严峻的考验。对他来说，购物成了一次从椅子到椅子的“朝圣”。如果身边没有椅子可坐，他会立即感到紧张甚至害怕。

如果他能够克服恐惧，在购物的时候做到站立或行走，不管感到双腿如何“像灌了铅一样”，他会发现当这一切结束的时候，他不仅已经康复，而且会从这次的努力中重获信心。相反，如果他一直恐惧，肾上腺素就会不停地分泌，虚弱感就会挥之不去。如果对虚弱感视而不见，他的力气就会逐步恢复。

如果你也正经历神经性虚弱的反复发作，请记住，你对双腿虚弱担心得越少，虚弱的感觉就会越轻。如果你愿意，所谓的“果冻腿”依然可以让你行走自如，所以尽管放心好了。感到双腿虚弱，那是它们对你渐增的紧张感的正常反应。腿部的虚弱、沉重只是感觉，并不是你的腿真的虚弱。所以我再次强调，不要被生理感觉吓唬住。

她给双腿发送了错误的信号

下面这名女患者的情况很好地说明了态度的重要性。她能够自信地走在草地上，但在硬路面上感到双腿“不听使唤”。在草地上，她可能潜意识地给双腿发送“能在这里走”的信号，当然，她能够行走自如；而在硬路面上，她发送的信号是“不能在这里走”，那么双腿当然做出与之相应的反应。

也许她第一次虚弱的感觉就是在硬路面上行走的时候产生的，而对这次经历的记忆（甚至是潜意识地）剥夺了她在硬路面上行走的信心；也可能是因为脚跟碰到路面的疼痛感使她想到了腿部，从而产生了恐惧。这听起来可能幼稚可笑，但当一名女性（或男性）像她一样多年来经历了多次轻度不适感，过去的痛苦经历就会引起不舒适的反应，从而轻易导致绝望的感觉。若想从此类情感泥沼中走出来，需要极大的勇气和理解。但是不用灰心丧气，如果你有此类经历，你能走出来的。态度的改变，即使最初是轻微的改变，也会逐渐带来力量的变化。神经对肌肉的控制是一把双刃剑，正确的态度会使肌肉力量增强，而错误的态度则会诱发肌肉颤抖。

通过放手掌控自己

很奇怪，我们经常通过放手来掌控自己。如果总是紧紧地攥在手里，我们就无法正确地控制局面，许多事情就是如此。

释放自我，让身体做想做的事情，我们就会释放压力，从而使控制血管和肌肉的神经放松，以便它们恢复正常，最终我们的力量也就恢复了。众多神经症患者就是因为不知道这一点而患病的。另外一种致病原因是一种挥之不去的阴影，即他们担心总有一天要面临终极结局。没有人清楚这个结局是什么，但都确信它很重要。这个终极结局，换句话说就是可能发生的最坏结果，无非是恐惧和想象一起创造的怪物，如果你有勇气面对它，它就会消失得无影无踪。

尽管患者在家读到这里的时候感到希望油然而生，准备面对最坏的结果，但在外面感到虚弱的时候，保持镇静就不那么容易了。那一刻的绝望感如此强烈，以至于很难有人做到不惊慌失措。如果人的身体能够迅速恢复镇静就好了！但相反的是，身体需要一段时间才能从虚弱的状态中恢复。此外，即使做到了充分理解和接受，由于之前几个月的紧张压力，虚弱的感觉还会偶尔出现。这也是康复之路的崎岖之处。

对轻度不适感到轻微害怕，从而导致其偶尔复发，这是在所难免的。不要被神经衰弱吓破胆，肌肉和心态都是越用越强大。

不管是否患有神经症，有些人就是比其他人更容易眩晕。例如，士兵在长时间列队站立的时候容易眩晕，尤其是在炎热的天气下。治疗这种眩晕的方法是尽可能地活动一下身体，保持血液循环通畅。看了这个例子之后，不要误以为如果必须静止站立一段时间，你一定会眩晕。大多数神经症患者完全可以做到静止站立很长时间，丝毫没有眩晕感。

血糖含量过低

偶尔的情况下，一名神经症患者，也可能是一个正常人，由于过快地消耗了体内的葡萄糖，导致血糖水平低于正常标准，进而引发身体产生虚弱感，出现发抖和出汗的症状。敏感的人可能会将此归咎于自己的神经。事实上，尽管这些症状的确是由工作紧张、压力过大引起的（尤其是在工作一天之后还吃不饱饭的情况下），但并不一定就表示这个人得了神经症。通过吃一点甜食，这些症状就可以得到缓解。如果身边没有食物，那就休息 10 分钟，以便让肝脏释放储存的肝糖，这些肝糖会被分解为葡萄糖。如果经常产生这些不适感，患者应该规划自己的饮食，确保摄入足够的蛋白质，例如多吃一些肉、鱼、奶酪、蛋等食物。

所以：

◆ 不管如何感觉双腿像灌了铅一样，不要总是坐在椅子上。

◆ 记住，恐惧刺激肾上腺素分泌，从而导致虚弱感。

◆ 如果你放心，像“果冻”一样的腿照样可以行走自如。

◆ 通过放手掌控自己。

害怕呕吐

我从来没有见过一名当众呕吐的神经症患者。然而，有些患者对此恐惧万分，因此总是拒绝和朋友一起吃饭的邀请，拒绝参加任何公共聚会。许多人自己一个人的时候经历轻度作呕时，会匆忙离开房间到室外处理，但从来不会当众呕吐。将手指放进喉咙对肌肉的刺激与焦虑状态对其的刺激差不多，了解这一点会使一名神经症患者如释重负。不同于神经症患者的想象，无论是健康人的胃还是神经症患者的胃，都难以让咽下去的食物回流。就像我之前提到的，对于会造成伤害的事，很多患者紧抓不放。所以，如果患者能够放弃预防呕吐的种种挣扎，他的胃部肌肉就会逐渐放松，不仅恶心的感觉会消失，而且呕吐的可能性会更小。

在别人陪伴的情况下，你可能还会有恶心的感觉，但是请放心，如果你能接受这一点，你就不会呕吐。

难以吞咽

在吃饭的时候，之前提到的“咽喉像有肿块”是最令人心烦的。在这种情况下，患者觉得自己根本无法吞咽固体食物，至少觉得很困难。

我在办公室放着饼干，是特意为此类患者准备的。饼干属于比较干的食物，如果看到它，患者通常不会感兴趣。当我让一名患者吃一块的时候，他连忙说："我可咽不下饼干，我从来没有吃下去过！"我提醒他，我只是让他咀嚼，并不吞咽。他很不情愿地咬了一口，开始咀嚼。过了一会儿，我说："请记住，我只是让你咀嚼，不要吞咽。"但是，他已经吞下一部分饼干了。只要变湿的、软化的饼干到达舌头后部，他的吞咽反射就开始发挥作用，至少部分饼干已经被吞咽下去了。

你无须担心吞咽的问题，放心咀嚼即可。当食物到了口腔后面的时候，吞咽会自动发生。尽管你的神经在抵抗，但这不会影响到吞咽功能。如果你一直咀嚼，食物会从你的口腔里全部消失。

脸红

严重的脸红对许多年轻女士来说是一个巨大的考验，甚至对有些男士也是如此。有一个中年男子到医院寻求帮助说："医生，我遇到什么事都脸红。还不是略微发红，而是鲜红，从脸一直红到脖子。"这是个欧洲人，他因为严重的脸红问题，不愿意去俱乐部。每个周六的晚上，他和妻子——他们只会一点点英语——都百无聊赖地坐在家里，妻子可怜兮兮地试图说服他和朋友们一起度周末。

一名女性患者的生活也被脸红搅乱了，她甚至不愿意给陌生人开门。当她的丈夫的部分工作需要在家完成的时候，这对于事业的发展不仅是一大障碍，而且让她羞愧地感觉自己很没用，开始在许多其他方面丧失信心。

她的问题缘于战争时期她的遭遇。当时还是一个小女孩的她，被迫疏散到国内的另一个家庭里。她当时非常害羞，偶尔会脸红，但她并没有很在意，直到新家里的一个姐姐总是在吃饭的时候盯着她看，使她脸红。她有时会因此心烦得吃不完饭，当然，脸红的程度也越来越重。

2 年之后，她回到伦敦，面对哪怕非常轻微的关注，她都会脸红。她背负着这样的十字架 20 多年，随便遇见什么人都会让她感到难堪。

当我向她解释了脸红发生的机制之后，她最终痊愈了。神经控制我们脸部、颈部的血管，它们会因为恐惧、愤怒、羞愧等情绪受到惊吓，以至于猝不及防地使大量血液释放到血管中。尝试不脸红（这是她执着的目标）意味着紧张地关注脸部，而她应该不去注意这一点才对，因为神经获得的关注越多，越容易受到惊吓，在这种情况下，神经自然更容易失控，造成脸红。

当她终于明白了这其中的原理之后，我说服她不管什么情况，尽管脸红即可，尤其是给人开门的时候，更重要的是尽量不要为脸红烦恼。说服她相信自己有能力应对这种困难并不容易，我费了一番周折才让她相信这种方法能够治愈她。她一直认为，除非她能严格控制脸红的发生，否则情况只会更糟。直到我指出她之前的做法几乎让她陷入与世隔绝的境地，她才答应尝试我的办法。我还鼓励她说，不要在意陌生人的看法，毕竟她与他们只是擦肩而过而已，更重要的是，不要限制家庭的生活。最后，她遵行了我的建议。3 个月后，她能够自如地给人开门，有时几乎不会注意自己是否脸红了。我们再见面的时候，她告诉我她现在偶尔还是会脸红，但她再也不为此担忧了，因为她丈夫说那点红晕让她显得更加迷人。

如果你正遭受脸红的困扰，那么你越不在意是否脸红，脸红发生的可能性就越小。难点在于学会不在意，如果你能做到这一点，那么接下来的治疗就会水到渠成。

有些脸红的患者从精神医师那里得到的病因解释是与性或内疚有关，这让他们更加苦恼困惑。一名女患者告诉我，她之前的医师给她的诊断是潜意识的性欲错乱。但实际情况是，她婚姻美满，养育了几个健康的孩子。她幸亏没有过于在意之前的诊断。我对脸红原理的解释最终解决了她的问题，她在这个过程中显示出巨大的勇气，证明了之前医师的诊断是多么荒谬。

不幸的是，有些治疗师总是忍不住把重度脸红解释为潜意识的内疚，而此类错误诊断延误了患者的治疗，甚至起到了恶化效果。

陌生的新感觉

对于你可能经历的任何意外的、令人烦恼的神经感觉，不要总是加一句“哦，天哪！”，因为你在说这句话时其实是在想“这是一种新感觉，医生之前没有提到过，所以肯定很严重！”。其实一点都不严重。坦然接受任何可能出现的新感觉，接受身体的任何自然反应，不管是在走路、工作，还是在等待的时候。需要提醒你的是，让医生给你做一个检查，确保新感觉只是因为神经的问题即可。

谨记：你长久以来都处于恐惧当中，害怕已经成为一种习惯，所以在康复的早期阶段，你可能还会偶尔感到恐惧。没有人能够让你的恐惧在一夜之间就消失殆尽，你要接受这一点。你要认识到，在一段时间内，你还将经常叠加次级恐惧，甚至大量叠加，而你这样做只是出于习惯。在治疗的最初阶段，你只能练习着不要叠加次级恐惧，所以，当你感觉治疗不顺利的时候，不要过于绝望。一定程度的绝望很正常，谁不是这样呢？但是不要彻底绝望。最终成功康复的患者都是学会了忽视失败、忽视绝望的人。

慢慢地迈出第一步

不管是否患有广场恐惧症，都要以适中的速度迈出康复的第一步，无论第一步是什么。不要心急，想着“赶紧完事”只会导致焦虑，而焦虑是恐慌的前奏。所以慢慢来，把握好节奏，不要害怕注意到自己的感受，也不要强迫自己想别的事分散注意力，否则治疗肯定不会奏效。怎么能不注意自己的感受，不想自己呢？你很长时间以来都是这样做的，当然以后还会继续这样做。所以，接受自己可能有意识地想到自己，并对此做好准备。准备思考和感受任何事情，勇敢面对，不要退缩。与此同时，不要对自己的感受方式反应过度。你已经被这样的感受误导很久了，实际上，在你自己创造的环境中，你身体的反应方式是正常的，只是这种环境并非常规而已。

在你创造的充满困惑、恐惧和紧张的环境中，你的心跳怎么能不加快，双手怎么能不出汗甚至发抖？你怎么能不感觉陌生、虚弱和虚幻？因此，在治疗的初始阶段，对这种感觉方式做好心理准备，不要期待接受的态度能够立即创造奇迹。正如我所言，这可能是多年来你第一次独自外出或面临类似困难。你此时会感到恐惧、陌生和不真实，难道不是自然而然的事情吗？这些感受难道不是意料之中的吗？当然是。它们根本不是病态的反应，而是特殊情况下的正常反应。

缓慢地恢复对你来说是好事

如果你通过遵循我的建议，很快痊愈了，那当然是好事，我经常看到有些患者确实可以很快地恢复。但是，如果你的恢复过程很缓慢，不要失望。每个人必须按照自己的节奏康复。缓慢地恢复对你来说可能是件好事，它让你有机会反复地练习我教给你的方法，直到你熟练掌握，使它成为你身体的一部分。恐慌很少会突然消失，只有你摆脱了恐慌，恐慌才会消失。换句话说，在不增加次级恐惧的情况下反复经历恐惧，最终恐惧就不会再影响到你了。

如果你患有广场恐惧症，在离开家的时候，要有勇气切断自己和家的联系。往前想，释放压力。如果你此时在自己的车里或在公交车上，也请这样继续前进。不要退缩，自然地向前走，释放紧绷的压力。

在战斗的最前线

练习这个方法会使你感觉比之前更累、更“神经”，这可以理解。你之前会故意避开可能引发恐慌的情景，所以可能几个星期都不会恐慌。但是，由于现在你愿意让自己置身于可能引发恐慌的情景中，身处战斗的最前线，所以恐慌发作的频率比之前更高。在康复的最初阶段，很少有人能够在每个场合都正确地应对恐慌。所以你暂时可能会比之前更敏感、更“神经”，此阶段需要额外的镇静剂（由医生开处方）。这就是为什么有些人在最初练习我的方法时，偶尔会丧失信心，感觉他们变得更糟了，而不是更好。

无为而治

如果一两天没能练习，不要担心，不要觉得如果不能坚持每天练习就会前功尽弃。一旦你开始采用正确的治疗方法，你就永远不会失去已有的收获。与强迫疲惫的自己勉为其难相比，有时一段时间的无所作为起到的效果会更好，所以不要担心失去已有的收获。请接受这些康复过程中的暂停吧。我之后会对此进行详细阐述。

心急火燎地试图熬过去

失败的时候，试着找一找哪里出错了。当你回顾当时的情况时，你肯定会发现自己心急火燎地试图“熬过去”。你着急地赶回家，在恐惧面前退缩，试图通过压制的方式阻止恐惧产生，结果反而叠加了过多的次级恐惧。因为多次尝试和努力，你变得疲惫不堪、过于敏感，所以就在你期待病情好转的时候，你会因新的恐惧而更加害怕。或许你听从了那个总是让你打退堂鼓的微弱声音——“你永远也做不到。也许这个办法适合别人，但是你还不具备成功的因素！”我曾经多次听到这个微弱的声音在作祟，也多次看到人们起初对它很恐惧，最终完全康复。不要受那个微弱的声音的影响，它对许多人不起作用。

所以当你失败的时候，走出家门再练习一次，但是要按照正确的方法练习。切记，重点是练习，不要测试自己。例如，不要想“我上周成功去公园了，不知道今天会怎么样”，因为如果你今天的表现比上周差的话，你会对自己感到失望。你急切地想要和上周做得一样好，但这会使你变得比上周更加恐惧，此时，出现一点意外都会使你恐慌，然后对自己失望。康复之路很复杂，尤其是当你把每一次令人沮丧的退步都看得很重时。请接受所有的退步，不要浪费精力思考为什么前一天还不错，接下来的一天又失败了。接受这种反复，直到你明白了真正接受的意思。

遵循这条建议并非易事，但我向你保证，你是可以做到的。如果你能在退步、失望甚至绝望的情况下，依然保持接受的态度，那么恐慌以及所有你不喜欢的感觉都会慢慢消失——它们的强度会逐渐变弱，发作的频率会降低。这是因为，它们依赖你的厌恶来刺激神经。彻底接受会帮你赶走焦虑，消除困惑，摆脱紧张，驱走所有压力的症状，而你的症状无非是压力状况下的正常反应，无论它们在你看来有多独特。

所以：

◆ 在治疗的初期采取适当的节奏，不要心急火燎。

◆ 你要认识到，你在一段时间内可能依然会产生恐惧感，直到恐惧的习惯消失。

◆ 准备好思考和感受任何东西，不要刻意抗拒。

◆ 不要被任何新的陌生神经感觉困扰。

◆ 接受治疗过程中的偶尔失败。

◆ 不要浪费时间思考为什么前一天还不错，接下来的一天又失败了。

◆ 让真正接受的态度深深刻在你的内心。

本书后面的日志（第 9—16 章）更详细地介绍了关于治疗焦虑状态的许多方面，尤其是广场恐惧症。

在这里，向大家介绍一个不错的练习，它可以避免快速浅呼吸（换气过度）：平躺在地面或床上，双膝弯曲，使双腿尽量靠近身体，保持双脚平放在地面上；然后双臂交叉于胸前，右手抓左肩，左手抓右肩。这个练习会帮助你掌握一种深呼吸的方法——腹式呼吸。

第 4 章

走出神经体验的迷宫

在之前的作品中，我就已经对优柔寡断、易受暗示、丧失信心、焦虑不安、感觉虚幻、强迫症、人格分裂，以及清晨心慌、失眠和抑郁症等症状及其治疗方法做了详细的解释。然而，由于这些体验以及造成困惑、烦恼的原因在神经症中至关重要，所以在我展示这些日志（第 9—16 章）或继续讨论广场恐惧症之前，有必要再次解释一下这些体验，说明它们出现的逻辑以及如何简单地理解它们。

优柔寡断

由于不断的恐惧和紧张使敏感的神经将情绪反应夸大，所以当患者试图做出决定时，哪怕是最微小的思维变化都会伴随强烈的情绪反应，以至于很难做出任何决定。在患者眼里，每个观点似乎都同等重要，一分钟前还觉得千真万确，一分钟后就感觉荒谬可笑，以至于连最简单的决定也无法做出。

一名患者曾这样说：“我曾经陷入了思维的死结中：我该做还是不该做？不管做什么，我都万分担忧，觉得当时其实不该那么做。现在，我直接行动，不再多想。提醒一下，当我老毛病又犯了的时候，我又退回到优柔寡断的老状态中，脑子里‘为什么’的念头挥之不去。”

他继续说：“我有时催促妻子说‘赶紧说，玛丽’。每当我无法下定决心时，我就会说这句话，想让妻子替我拿主意。无论玛丽给出什么建议，我都会遵从。”

尤其是在已经精疲力竭，同时还要考虑自己能坚持多久的时候，患者做决定会变得更加困难。他不想把事情做得过头，但又无法承受什么都不做的压力。当我与前面那名患者讨论的时候，他说：“我前一阵就体验过这种犹犹豫豫的感受。在度假的时候，妻子和我沿着海边跑步，之后我花了好几个小时思考是在那里过夜还是回家。我上一分钟还在想，我已经太累了，不回家了，但是转念又觉得我无法忍受在那里过夜。当我掉转车子准备回家时，‘现在开车回家太累了，今晚还是住下吧’的想法又会立即出现在脑海中。但是如果我们决定在那里留宿，我知道我会马上想着应该回家。”

想法与感觉是紧密联系的！一分钟之前还认为是千真万确的事情，下一秒就觉得大错特错了。

易受暗示

一个敏感的人很容易受到误导，认为所有让他反应强烈的暗示都很重要，也就是说他易受暗示。对他来说，看报纸都意味着极大的风险：一篇关于疾病的报道，尤其是涉及神经症的报道，会让他烦恼好几天。他认为，即使自己现在没有报纸上描述的症状，很快也会全有的。

一名年轻的女孩曾经问我："为什么错误的想法总是强有力地缠着我，而正确的想法似乎很无力？"原因是，错误的暗示产生恐惧，而恐惧这种感觉非常强烈，以至于它覆盖了其他的感觉。消极的、破坏性的暗示伴随着威胁，因此力量强大、非常顽固，很容易被误认为是真理。

正确的想法似乎太不可靠，因为神经症患者普遍极度缺乏信心，导致正确的想法只是一闪而过。于是，希望——这种患者最需要的感觉，变得可望而不可即。

丧失信心

优柔寡断和易受暗示，以及它们带来的困惑，必然导致信心丧失。怎么能够避免？你能看到这种模式是如何展开的吗？

当我们理解了被放大的情绪如何迷惑我们之后，我们就会发现这个模式是多么符合逻辑。

一名神经症患者并不一定总是缺乏自信，他可能会从缺乏自信变得自信满满。这很令人疑惑，对他而言似乎没有中间状态。

一名男患者这样描述他的假期："那是回家之前的最后一天，我在那里冥思苦想：要不要去钓鱼呢？我看着大海心想：'不去了，海浪太大了！'其实海浪也没那么大，我只是找个借口试着说服自己。但突然我又想：'还是去吧！'"

"所以我就一个人出海了。到达钓鱼地点后，我感到非常开心。我钓到了好几条鱼，并故意让船在海上随波逐流。回到海岸时，我下船蹚水推船，感觉有使不完的力气。而就在 2 个小时前，我想到出海双腿还打战。"他停顿了一会儿，继续平静地说，"要克服恐惧，你必须真正地信任自己，对吧？"

我解释道："在患病的几年中，你并不信任自己的内心。你总是找各种理由，但正是它们使你患病的。所以，我教你练习放弃那些阻碍你的旧想法。"

他回答说："这就像是在说'你过去给自己传递了各种错误的信号，现在你想让我试着发出正确的信号'。"

这名患者是一家大型国企的副总。就像他一样，我的许多患者之前非常自信、事业成功，许多人从事需要负重要责任的职业，例如教师、经理和行政人员。尽管已经患病，他们通常还是挣扎着继续工作，当感觉力不从心的时候，他们试图隐藏自己的感觉。这是需要极大的勇气的。

为了重获信心，许多人只需要深刻洞察他们丧失信心的原因即可，并通过参加一个去敏感化项目来了解“敏感化”。自信的回归过程是自动的，因为随着时间的推移，接受的态度将把压力的症状降低到正常水平。重获信心不需要特殊的目标，在去敏感化之后，信心自然就回归了，患者了解到这一点之后往往感到很宽慰。

如果神经症的病因是某种个人失败（例如失业）导致的忧虑，那么患者肯定需要重建信心。当然，如果患者从来没有过坚定的自信，康复对他来说难度更大，因为他不仅需要了解如何去敏感化，与此同时还必须建立从来没有过的自信。对此，我会在日志三中进行更详细的阐述。

焦虑不安

持续的压力也会导致焦虑不安。在忙碌的精神科等待了 1 个小时之后，许多焦虑不安的患者还没有等到叫号就离开了。在所有的神经症症状中，焦虑不安可能是最难以忍受的。它需要紧急救治，也就是药物治疗。

感觉虚幻

受神经症困扰的人会自然地将更多注意力放在自己身上，而很少留意外界发生的事情。当自己的事就让人绝望的时候，我们任何人都很难对邻居刚买的音响感兴趣。对于神经症患者来说，这就更困难了，因为他的注意力几乎都集中在自己身上。正是这种兴趣的狭隘性导致他逐渐对外界失去兴趣，他和外部世界之间仿佛有一层神秘的面纱，既揭不开也穿不透。

"医生，我是不是疯了？"

经常听到患者这样说："我无法和别人接触，感觉他们在一个真实的世界中，而我在一个虚幻的世界中。不管多么努力地尝试，我始终无法找到回归他们的世界的方法，我过去也属于那个世界。医生，我是不是疯了？"这种虚幻的感觉可能是转瞬即逝的，也可能一直伴随着他。

一名神经症患者可以通过各种不同的方式感受到虚幻——"我感觉自己脱离了身体，从外部看着自己"，或者"当碰触东西的时候，我知道我在触摸它，但感受不到"。另一名患者会说："听到别人笑时，我会感觉很不自然，或者说感觉不真实。"

幸福对他来说遥不可及，因为他的内省世界长久以来都被痛苦充满了。其他患者会说："我听别人说话时，一半的时间只看到他们的嘴唇在动，却听不到他们在说什么，就像关掉声音看电视一样。"

她对女儿有一种虚幻感觉

一名母亲在电话里向我诉说她的苦恼，因为她难以接受对自己的女儿的虚幻感觉。她说，甚至当她亲吻女儿说晚安的时候，她也感觉像做梦一样不真实。她解释说，那种感觉就像刚被全身麻醉了一样。

当我们聊到这里的时候，我听到电话里传来一阵喧闹声。突然，这名母亲大声喊道："杰西！看在老天的分上，你先出去玩一会儿吧！我今天早上简直受够你了！"我指出，她刚刚就经历了一次真实的愤怒。她明白了我的意思。我告诉她，她其实与女儿有许多真实的时刻，但她已经太习以为常了，以至于很少注意到这些真实的片段。那些令人恐惧的虚幻时刻掩盖了其他真实的感觉，因为她总是给予虚幻感全部的注意力。

我还告诉她，当她亲吻女儿说晚安的时候，她总是想亲女儿的脸颊，而不是枕头。即使在这个所谓的虚幻时刻，也存在比她预想的更多的真实感。她也理解了这个道理。然而，她还需要更多的保证才能被完全治愈。在当前的焦虑状态下，她对自己的恐惧想法的反应是如此之强，以至于恐惧感很快就取代了我的解释所带来的平静感。

记忆会让虚幻感重现

当把虚幻感的原因归结为对众多焦虑内省的自然反应时，受神经困扰的人会发现自己并没有“发疯”，因此感到非常宽慰，从而不再恐惧。这种突然的宽慰会让他获得更多的真实感，更多地感受到外部世界，这是他长久以来渴望的感受。然而，这种新获得的真实感可能非常短暂，因为他之前的虚幻体验太强烈，所以在敏感状态下，虚幻感肯定还会重新占据他的大脑。记忆会让虚幻感重现，而当这发生的时候，许多患者会变得苦恼沮丧，误以为肯定是一些深层次的原因导致虚幻感重现的。神经症患者很容易受到这时的感受的影响，他们很难承受失败，因此赋予一些琐碎的事言过其实的重要性。

所以，如果你深受虚幻感的困扰，做好心理准备，它会在一段时间内伴随你的工作和生活，你暂时有这种感受很自然，要接受这一点。感觉虚幻并不是什么大不了的事情，也不意味着你要“发疯”。理解这一点，你的紧张感会减弱，你会逐渐不再过度关注自身的情况，而是更多地关注外部世界。你会变得更加外向，而非内向。

强迫症

强迫症的发作和虚幻感是一样的，因此强迫症并不是神秘莫测的恶魔。强迫症的发作可能是因为敏感之外又加上了精神疲惫。不幸的是，很少有人理解强迫症的发作原理。令人恐惧的想法挥之不去，烦恼困惑的患者通常会试图竭力从大脑中驱逐这些恼人的想法，或者用其他的想法代替它们，但这其实是错误的。偶尔的情况下他可能会成功，但在更多时候，他越努力尝试忘掉，这些想法就越顽固地赖着不走。正如我之前所说，随心所欲地抛弃这些想法并非易事，尤其是当这些想法令人不安，而且大脑处于疲惫状态的时候。然而，这正是许多神经症患者经常强迫自己做的。难怪他们会陷入绝望，因为他们试图将这些讨厌的想法逼得走投无路。

众多神经性的强迫症就是这样开始的，它们无非是由恐惧和精神疲惫建立的一种让人讨厌的习惯而已，根据我与患者多年接触的经验，强迫症很少有所谓的深层次意义。当患有神经症的母亲焦虑不安的时候，她通常缺乏自信和专注力，因此自然害怕自己会意外地伤害到孩子。而且她也非常容易受到暗示，以至于她可能会伤害孩子的想法轻易地就变成了她肯定会伤害孩子的恐惧。但这并不意味着她具有攻击性，她仅仅是一名充满爱心但容易受到惊吓的患病母亲而已。许多不安的母亲也有这种特定的恐惧，她们不可能都具有攻击性吧？

不幸的是，处于这种情况的母亲确信自己属于另类，因为她不仅害怕伤害到孩子，而且无法感受到对孩子的爱，甚至是对整个家庭的爱，这令她感到很苦恼。实际上，她在情绪方面过于疲惫，以至于无法将一种振奋人心的饱满的感情理解为爱。日常的情绪依赖于表达的活力，而恐惧可能剥夺了这种活力。她一方面能够强烈地感受到恐惧和难过，另一方面对其他类型的情绪似乎无动于衷，这真是一个悖论。她总是过于严肃地对待这种暂时的情绪表达不足，这进一步加强了她的虚幻感。

离奇怪诞的想法

当一个人处于焦虑状态的时候，各种离奇怪诞的想法都可能冒出来。这些想法越奇怪、越虚幻、越令人恐惧，患者越觉得必须遵从这些想法，就像被施了魔咒一样，决心跟随到底。

不管你的想法是什么，也不管这些想法看似多么荒诞不经，你都不要因此苦恼沮丧。在你当前的心理状态下，将它们当作是正常的反应接受，不要把它们视作可怕、邪恶的东西，也不要刻意避免。不要误以为有些想法你绝对不能有，就像大脑的有些部分绝对不能用一样。让大脑的所有部分都发挥作用，包括控制强迫症的那一部分，不要退缩。

不管这些想法带来如何严重的强迫感，都不要害怕。紧绷的神经会赋予人的想法一些威力，牢牢地拴住产生这些想法的人。但是，永远不要忘记，不管它们当时看起来多么真实可信，它们都只是想法而已。

不是这些想法，而是它们带来的恐惧，使人紧张、敏感和疲惫。如果你不让恐惧进入你的内心，不管你如何关注自己或者思考的内容，都没有关系。我并非暗示人们可以把脑子里与某个特殊问题有关的顽固想法清除出去。当出现一个紧急的问题时，“别担心，忘掉吧”这样的建议是不明智的。正确的做法是勇敢面对问题。

人格分裂

当一名神经症患者发现难以做出任何决定时，我们经常听到他说自己的人格正在分裂，或者已经分裂。这并不奇怪。神经症患者说自己人格出现分裂的情况还包括容易受到暗示、难以保持自信、产生虚幻的感觉或偏执导致困惑，以及遭受压力导致的生理症状的困扰。

在此引用我之前一本书中的话——“他没有可以依赖的内在力量，没有能够指引方向的内在自我……也没有保持思想、感觉和行动一致的内在平衡。”

正如自信会在去敏感化和理解之后回归一样，人格统一也会在自信恢复之后完成。患者不需要为了人格统一而挣扎，只需要理解和接受明显的分裂，而且不要因此感到害怕或困惑。

上述体验（除偏执之外）无须单独治疗。将每种症状单独对待容易使问题复杂化，导致患者更迷惑。单靠解释——正如此处所做的这样——就能恢复内在和谐。

优柔寡断、易受暗示、丧失信心、感觉虚幻、焦虑不安、人格分裂和偏执都是令人厌倦的。受这些问题困扰几个月的患者会逐渐精疲力竭，感到冷漠和压抑。有时冷漠的感觉会非常强烈，以至于患者懒得洗澡，更不用说康复了。在日志六当中，我将详细讨论神经性抑郁。

所以实际上存在一种模式，始于优柔寡断，终于消沉压抑。每个阶段自然地导致下一个阶段，每个阶段都源于因困惑和恐惧放大的情绪反应。对于不了解这个道理的人来说，这就像一个迷宫，里面充满了痛苦。然而，正如随着阶段的递增，痛苦会增加一样，如果患者能在每个阶段都实现领悟和接受，最终会获得内心的宁静。

永恒的“为什么？为什么？为什么？”

你可能认为我过于强调接受的重要性了，可能怀疑这种方法过于简单，可能期待的是一种更复杂的治疗方案，尤其是不需要你做什么事情的方案。我强调接受的重要性，是因为我目睹过它的治疗效果，而别的方法都失败了。有的患者 40 多年来尝试了各种治疗方法，最终却被这种简单的方法治愈了。说实话，我还没有见到过这种方法无效的时候。

当然，如果能够充分理解其中的道理，就像我在此解释的一样，接受会变得更容易。

旁观者清

考虑一下接受是如何起作用的。它是一种强烈程度较低的方法，在接受的情况下，各种情绪有机会变得稍微平静，患者也不会总是追着问“为什么？为什么？为什么？”。精神疲惫从而逐渐好转，思维变得更有“灵活性”。当患者不再钻牛角尖的时候，形势变得更容易应对，患者不再是“当局者迷”，而是“旁观者清”。在此情况下，患者仿佛变成了两个人：一个在遭受痛苦折磨；另一个在旁边观察，试图缓解病痛，同时也试图接受现状。换句话说，第二个人就是“旁观者清”的状态。

所以，你可以任意思考，但请记住，要尽可能保持接受现状的态度，不仅要能够忍受最顶端的恐惧，还要能够处之泰然。

第 5 章

解决看似无解的难题

神经症患者是因为害怕自己身上出现的神经症状而患病，而不是因为任何特殊的问题得病的，对此我已经做了充分的阐释。然而，的确有些患者是因为一些棘手的难题、悲伤、内疚或屈辱而得病的。下面，我将讨论看似无解的难题（包括悲伤、内疚和屈辱）如何导致神经症，以及处于这种情况的患者如何康复。

问题如何致病

让自己处于神经崩溃危险之中的人既无法解决问题，也不想妥协让步。他大部分时间在痛苦地思考自己无法忍受的困难，凡事优柔寡断，又容易陷入绝望。他越是焦虑地沉思，就变得越紧张，因为如此连续且高强度的焦虑使他的神经变得敏感，放大了他的感觉，随着时间的推移，焦虑变得越来越剧烈。

此外，患者的敏感神经也会带来常见的压力症状（胃部翻江倒海等）。当他思考自己的问题时，症状变得更明显，以至于他难以集中注意力，难以做决定，最后紧张感变成了焦虑感，一点点紧张的刺激都令他难以承受。

除了焦虑之外，敏感还可能放大其他类型的情绪。比如说到一件事，之前只是觉得悲伤，现在却觉得悲惨。医学院的一名学生在门诊部实习，她也是一名神经症患者，有一次听到一个老太太咳嗽，不过是慢性支气管炎而已，但是她深受触动，认为自己难以继续做一名医生。

这样被放大的情绪体验让人筋疲力尽，患者很少有精力投入到工作当中，甚至觉得生活也失去了意义。患者也为自己身上发生的这种变化感到困惑，努力想变回原来的自己。

到目前为止，由于总是焦虑地把注意力集中在看似无解的问题上，患者的神经变得非常敏感，导致令人不安的身体症状使他恐惧，放大的情绪体验使他困惑，焦虑使他心神不定，而所有这一切最终使他筋疲力尽，变得冷漠麻木、压抑消沉。

此外，持续焦虑地冥思苦想逐渐拖累了思维，最终大脑思路变得混乱、迟钝。最初的时候，患者还能随意地停止思考那些问题，但是过一段时间之后，由于筋疲力尽导致的大脑迟钝，患者似乎已经无法停止思考那些无用的问题，哪怕是片刻也做不到。

由于无法自由地思考，患者越来越难以灵活地从不同的角度考虑自己的问题。他只能从一个令人不安的角度看待问题，在过去的几个月里，他的眼前只有这唯一的一个角度。的确，当他思考自己的问题时，这个令人沮丧的角度给他的打击如此强烈，以至于他感觉自己完全淹没在其中了。

由于感到无法控制自己的思想或情绪，他有时觉得自己要发疯了。当感觉正常的时候，他会拼命抓住每一刻。例如，当与家人一起看电视的时候，他可能突然感到内心十分宁静，心想："我终于恢复正常了！如果我能保持这种状态，我就完全好了！"所以他紧紧抓住这种时刻，担心这种宝贵的时刻偷偷溜走。他害怕一旦错失这些时刻，他会失去自我。

过了一段时间，在有了这种宁静的体验后，他感到安全、平静。然而，由于他的焦虑在过去的几个月中如此强烈，所以当他再次感到焦虑的时候——在此情况下，这是无法避免的，他的反应会和以往一样令人担忧。事实的确如此，因为他敏感的神经受到刺激，必然会做出相应的反应。自然地，当他再次恐慌发作的时候，他努力抓住外部熟悉的事物让自己稳住，感触现实，让自己确信一切都好。他的精神一会儿高昂，一会儿又萎靡不振。他因为目前所处的状态而恐惧、迷惘，同时又不得不应对最初的问题。的确，他现在既担忧自己的感觉方式，又担心问题本身。

上面的描述展示了在缺乏理解又伴有恐惧的情况下，不断焦虑沉思是如何导致神经症的，因为到现在为止，上面提到的那个人可以确诊患上了神经症。

康复

为了康复，由于某些看似无解的问题而患病的人必须首先明白，敏感的神经能够放大情绪和压力导致的身体症状，例如一点情绪就会导致泪流满面，歇斯底里地大笑不止，心跳加速，感到胃里翻江倒海一般。患者此时必须理解，通过强制减慢思考速度和愉快地思考，疲惫的大脑对自己耍了花招。最重要的是，除了理解其中的道理，患者还必须保持接受现状的态度。通过服用医生开的镇静剂，患者可以暂时平静下来，但是只有理解和坦然接受，才能让他最终康复。

由于思维已经疲惫，所以他必须准备好尽可能慢地思考问题，而且不要因为思路不清或者容易忘事而恐慌。他必须克制想要抓住那些他感觉正常的时刻的迫切冲动，不要害怕一旦失去就再也无法感受到这样的时刻。他必须学会飘然和等待，让这样的时刻来去自如。坦然地接受会释放一些压力，这足以让他开始去敏感化的过程。去敏感化过程开始后，他不再完全受生理反应的控制，能够更平静、更理性地看待自己的问题，不再把所有的精力都浪费在冥思这个问题上。

必须另辟蹊径

由于他患病的原因是反复痛苦地冥思自己的问题，我们可以假设没有可采取的令人满意的行动了，否则他肯定会采取行动。如果没有可行的措施，他必须找到一个不那么痛苦的看待问题的方式。换句话说，他必须另辟蹊径。

神经症患者很少能够在没有外部帮助的情况下做到这一点，因为如前所述，由于过度关注自己的问题，他的思维方式已被他的紧张专注制约。每当他思考自己的问题时，已经固化的令人烦恼的思考方式就会立即投射出来，干扰平衡的、冷静的思维。正如我在之前的著作中提到的那样，他需要一位有智慧的顾问，不管是医生、咨询顾问或者朋友都可以，目的是帮他从局外人的角度分析存在的问题，帮他找到一个新角度，从而给他带来哪怕一点平静。对他来说，一个全新的看待问题的方式就像一根拐杖一样，可以支撑他疲惫的大脑。这个新方法可能并不完全符合患者的喜好，但是肯定能在某种程度上满足他的需求。精神的宁静无法强求，所以采用新角度可能产生的痛苦和恐惧必须最小化。明智的顾问要确保这一点，同时还必须有耐心，因为神经症患者的精力已经消磨殆尽，很难长时间坚持新观点。在讨论的时候，他可以清晰地思考，但独处的时候，他又可能很快无法集中注意力，他必须与顾问多次讨论新方法，才能真正接受。

如果患者能够每天抽出几分钟来尝试领悟新思路，那么这就是一个良好的开端了。是的，这只是开端。虽然他可能经常丢失新思路，经常绝望，但如果他每天坚持，这种思维会变得越来越清晰、稳定，持续时间也会更久，直到最终使他获得内心的平静。

领悟如何发挥作用

高血压患者，不管是男是女，都可能对此过于担忧，不断地想自己有中风的危险。有时，他们会说：“我有时甚至想中风赶紧到来吧，省得我每天都为此担心！”有这种担忧的人在学习如何运用新方法时，需要不断地得到保证和帮助，而顾问的录音带可以起到帮助作用。

首先，顾问应该向患者提供有助于缓解恐惧的所有实用的解释。例如应该向患者解释，普通人认为大多数症状是由高血压造成的，实际上并非如此。有时人的血压非常高，但其实感觉不到任何症状。人们通常认为的伴随血压异常产生的头疼，多是由神经紧张造成的，而不是由血压本身造成的。眩晕可能是由血压的突然下降造成的，并不意味着可能要中风。

为了让患者对自己的症状感到放心，我向他指出，虽然一些保险公司对高血压致死的保额很大，但其实很多人带着高血压生活了很多年。有人在 70 岁的时候患上了高血压，直到 97 岁才去世，而且是因为肺炎才去世的。所以患者应该明白，即使患有高血压照样可以活很多年，尤其是在今天的先进医疗条件下，导致他最终死亡的可能是其他病症。

今天，杂志和报纸上充斥着大量出于善意但起到误导作用的伪医学文章，普通人很容易受此误导，所以对高血压感到恐惧的患者需要花大量时间适应，即之前所说的“领悟”。有时候，患者高兴地来到我的诊所，因为他找到了看待问题的正确方法。但是过了几天，他读了上述的一篇文章，于是他刚刚找到的正确方法从大脑中溜走了，他再次陷入了抑郁之中。然而，如果他坚持练习领悟这种正确的态度，他最终会变得思想足够成熟，相当于服用思想的“降压片”，不会再有担忧，而且他的身体状态也会自然而然地从中受益。

最初的时候，用另一种方法解决某些困难问题似乎难以做到，因为神经症患者感到被旧观点牢牢地拴住。此外，一个问题的许多不同方面也会起到妨碍作用，还可能存在几个不同的问题。一旦人的神经变得敏感，潜在的问题会涌上心头，他虽然能够成功领悟一个方面，但很快发现自己又必须应对另一个方面。这些不同的方面几乎轮流出现，就像车轮大战一样。然而，如果他坚持到底，这种狂风暴雨般的体验也会过去，他会发现自己最终驶入了平静的港湾。

在第四篇日志中，一名女患者写道："我发现一两周之后，每一种不同的恐惧都会消退一点。但是我知道自己的思想必须经历多次这种战斗，直到获取最终的胜利。我知道这就是你所说的领悟。"

为了应对看似无解的难题，神经症患者需要：

◆ 理解其中的原理，不要因为神经的生理症状或被放大的情绪反应而心烦意乱。

◆ 如果不断地苦思冥想导致思维变慢、思想受限、记忆力衰退，不要因此苦恼不堪。

◆ 此外，应该另辟蹊径，换个角度看问题。

第 6 章

行动，不要只是想

你可能经常需要鼓励，而且最重要的是，你需要有人指出你在哪里不断犯错，所以才停滞不前。这些错误通常包括：

1. 接受了自身 99% 的症状和体验，却在最后的 1% 面前畏缩。

2. 因为退步而陷入彻底的绝望。

3. 总是不停地想如何行动，却从不真正地付诸实践。

接受了 99%

接受起作用的方式是逐渐减轻导致神经敏感的压力。敏感的神经如何放大普通的情绪和压力症状，对此我已经多次做过解释。我还解释过，即使已经做到完全接受，敏感的神经也需要一段时间才能痊愈，并最终对情绪做出正常强度的反应。你可能已经对此完全理解，准备练习我教你的方法，但你可能很快发现实际行动比阅读或听磁带的时候难很多。为什么？因为在面临最大苦恼的关键时刻，你退缩了，打起了退堂鼓。

当你紧张退缩的时候，身体会释放更多肾上腺素，即更多的压力激素，这会让你变得更加敏感，所以你本能地想通过逃避当前的形势来寻求慰藉。

你下一次准备练习接受的时候——我说的不只是广场恐惧症，留意想退缩的时刻，以一种随意、灵活的方式迎头而上。这是学会接受的关键。

一名飞行员最近解释说，同样的原则也适用于他的工作。当飞机往下落的时候，对于初学者来说，最困难的一课就是控制飞机朝着降落的方向，专业术语叫“地转”，而不是试图通过倾斜机翼朝着相反的方向恢复平衡。此时强行逆转方向是致命的，顺势而为才会让飞机恢复平衡。

举一个更常见的例子。会骑自行车的人都知道，当快摔倒的时候，他们会将车轮朝着摔倒的方向转，此时自行车自己就会恢复平衡。如果他们强行将车轮转向相反的方向，正如初学骑车的人所做的那样，反而会摔倒。

你最初可能会失败，也许会经常失败，但如果能够认识“退缩”这个宿敌，不要让它控制局势，你终将成功。请注意那最后的 1%。通过最后 1% 的测试，部分接受就会变为完全接受，治愈的时刻也就指日可待了。永远不要忘记：你通过退缩给自己制造了危机。

所以，切记：

- 恐慌的对立面就是平静。
- 退缩会让你深陷牢笼。
- 通过最后 1% 的测试。

不要因为一时的退步而气馁

因为退步而停滞不前是另一种形式的畏缩。通过提醒你更多的失败，记忆总是随时准备击败你。不管因为退步而陷入多么深的绝望之中，永远不要丧失康复的欲望。不要在让你恐惧的地点和体验面前退缩，它们是你获得救赎的关键，因为康复的关键就在这样的地点和体验之中。

什么是康复?

康复是指最终建立起正确的思想态度。不管你发现自己多么深地陷入退步的泥淖之中，你都可以练习按照正确的方式思考。从绝望转变为拥有平静且坚定的希望这个过程很难，但你可以做到。

无数患者像你一样经历过绝望，但他们最终改变了态度，得以康复。你身上的勇气不比他们少，每个人的勇气是基本相同的，区别在于有些人从勇气之中汲取力量，有些人却不知道如何利用勇气。对于那些真正渴望勇气的人，勇气从来不会迟到，关键在于你是否真正想要。所以，不要被退步虚张声势的恐吓吓倒，从而不敢再继续练习。

此外，如果症状与恐惧还是反复出现，在一段时间内表现得比较强烈，甚至在你已经真正接受它们之后也是如此，不要失望。如果你此时因为退步而害怕，相当于再次让自己的神经变得敏感，就需要更多的时间治疗这次叠加的敏感，需要更多的努力才能重新恢复坚定的希望。在最初阶段，挫折似乎必须跑完一定的路线才会完全消失。我们也要认识并接受这个特点。

所以，谨记：

◆ 康复的关键就在你所恐惧的事情上。

◆ 敞开心扉，完全接受。

沉思导致的麻痹

一想到未来的康复以及康复的诸多要求，你可能想退缩，因为你现在是按照患病状态中的感受来想象如何满足那些要求的。我再次提醒，康复自身会带来新变化——新的力量、新的兴趣，以及应对问题的能力。放心信任这种变化，相信自己会逐渐恢复正常的生活。正是这种循序渐进使得一切变得可能。

但也正是这种循序渐进让人难以承受，因为这个过程布满荆棘。此外，循序渐进意味着有大量时间可以沉思，所以在康复的早期阶段，沉思是杀手般的存在。这么长时间以来，想象给恢复带来了太多困难，这些困难看起来是那么真实、那么确凿，以至于你很难将其驱散。只有不断行动才能将它们驱逐殆尽，只有不断行动才能消除想象中的恐惧。

我的话只是给你指明了方向，你对此的理解依然仅限于思考当中。从内心深处感受它是确定的是另外一码事，体验能够让你从内心感受到这种确定性。到目前为止，你成功的体验微乎其微，你可能只是偶尔才能体会到成功的感觉。这有时让人难以忍受，因为这种感觉让你失去耐心，无法抓住和保持已有的领悟，而忍耐从来都不是神经症患者的强项。

所以在这个阶段，如果你无法做到某些事情，不要灰心丧气。单纯思考可能只是黄粱一梦，救赎的关键不在于思考，而在于不断行动。康复的关键在于行动，直到行动的习惯已经牢固地建立起来，取代之前失败主义的思考习惯。这个过程需要时间和努力。失败主义的思考习惯在你心里已经如此根深蒂固，以至于虽然你已经成功过许多次，完成过一些困难的任务，但决定再次尝试依然和从前一样困难。不要因此感到苦恼，给自己多一点时间，积累越来越多的成就，这样你渴望的确定感终将到来。

你无法推迟学校的集会

所以，不要等到所谓最好的时刻才开始努力。在学校集会那天，可能碰巧你的状态很糟糕，但你无法推迟学校的集会。你在状态不佳的时候，越频繁地练习我教你的方法，越能自信地在任何时候都勇敢地面对任何事情，不管你当时处于什么状态。这是使你的未来不再那么危险的唯一方法。不要因为情绪而犹豫等待。戴着帽子，穿着外套，拿着手提包，却坐在那里等待，想着该不该出门，这是最具破坏性的情况。不要让沉思束缚了自己，不管你当时感觉多么"糟糕"，你依然可以成功，尽管去"做"就好了。你在感觉最差的时候通过成功获取的自信，是最宝贵、最持久、最可靠的自信。

所以，切记：

- 康复自身会带来力量。
- 只有不断行动才能消除想象中的恐惧。
- 救赎存在于不断的行动之中。
- 不要因为情绪而犹豫等待。

第 7 章

迈出第一步

初读本书的时候，你可能感到深受鼓舞，想根据建议进行练习，然而又害怕迈出第一步。如果你有类似的担忧，通常是由本书开篇提到的几个原因之一造成的：

1. 你觉得自己患病已久，已无药可救了。

2. 你觉得再试一次也没有用。在过去，你已经尝试过许多不同的治疗方法，但每次尝试的结果都让你失望透顶，所以你没有信心再尝试一次了。

3. 你理解我建议的方法，但你太容易恐慌了。尽管你尽了最大努力，但依然在每次恐慌发作之前都萎靡不振。

4. 你觉得情绪脆弱、精神麻木、身体疲惫，在即将迈出第一步时畏缩不前。迈出第一步需要极大的努力，所以你感到胆怯。

你觉得自己患病已久，已无药可救

首先需要明白，没有外力强迫你这样想。你的身体会对你思考的方法做出反应。身体可能是敏感的，虽然这种敏感看似有着深层次的原因，但实际上原因很浅显，你的疾病完全可以治愈。我们每个人身上都具有治愈的力量，你也不例外，你只是无意中阻碍了这种力量的发挥而已。你的身体并没有因为疾病发生生理方面不可逆转的改变。如果你已经患病多年（我见过一些神经症患者几乎一辈子都深受疾病的困扰），这只意味着你的神经症比较顽固，有很多令人沮丧的记忆。但是你身体里蕴含着力量，可以帮助你接受现状，扫除那些阻碍康复的障碍。你依然具备自由意志，虽然你看似尚不具备。

然而，虽然神经症患者与医生在一起的时候能够找到宁静，做到理解，但由于疲惫的精神导致记忆衰退，他很可能在几个小时之后就把医生的好建议忘得一干二净。这使得患者迈出第一步尤其困难。因此，对于我的患者，我将与他们的面谈录制下来，鼓励他们迈出第一步，激励他们真正行动起来。正如过去几个月来患者总是受到失败主义的暗示的轮番轰炸一样，现在通过观看录像，他可以让自己处于医生的有益建议的反复影响之下，直到将这些建议变成自己身体的一部分，深刻地感觉到其中的意义，鼓励自己采取行动。我再次强调，根据我的经验和意见，如果患者理解自己需要做什么，愿意积极配合，就没有无法治愈的慢性焦虑。

不信任自己

如果你不信任自己，没有关系，我也不打算这样要求你。我只是希望你试着理解并信任我给出的建议。不管你现在觉得自己是多么懦弱，这些建议依然有效。你不必治愈自己，让身体发挥作用即可。你只需站在一边，别碍事即可，尽可能少地叠加次级恐惧，例如不要总是想“哦，天哪”或者“万一……”。当你练习此处给的建议时，相信身体能够自动治愈自己。身体的反应一直忠实可靠，只是你发送了错误的信号而已。如果你发出正确的信号，尽管起初不情愿，身体也会如实地做出反应。

虽已理解，但恐惧猛烈地闪现，然后你退缩了

你暂时可能不得不接受依然出现的恐惧感，可能感到当恐慌发作的时候，简直无法思考，因此难以继续练习“飘然”。不管恐慌有多强烈，如果仔细观察，你会发现自己能够思考，即使思考的方式是错误的。练习面对恐惧时飘然以对，不要退缩，就和学习骑自行车时一样——在你真正学会熟练地骑自行车之前，肯定会摔倒几次。但是除非你每次都爬起来再次尝试，

否则你永远学不会。永远不要忘记，失败不是最终结局。

为了教患者掌握一种应对恐惧的实用方法，我将手紧紧地压在他们的胸部，然后让他们朝着与压力相反的方向移动。当他们费力地往前移动的时候，我指出这就是他们对恐惧做出的紧张反应。之后，我让他们伸开双臂放在面前，就像在凉爽的深水中游泳一样挥动双臂。通常情况下，我发现他们立即就放松了下来。

有些人非常讨厌水，他们很少洗澡，甚至不喜欢洗头发。对于此类患者，我建议他们想象飘浮在云朵上的感觉。这种想象的感觉，或者想象在凉爽的深水中游泳的感觉，并不像听起来的那么幼稚。它会带来一种令人放松的感觉，当其他办法无法释放患者的紧张情绪时，它会起到积极的帮助作用。所以，当你迈出第一步的时候，尝试想象“在凉爽的深水中”或者任何其他你能想到的放松方式（飘浮在云端）。

认为自己没有力气迈出第一步

在我之前的著作中，我描述过一名女患者，她被自己紧张的神经搞得“筋疲力尽”，好几个月基本上都坐在沙发上，认为自己身体太虚弱，无法长时间站立。为了对她进行治疗，我鼓励她在房后门廊处的木制品上作画。她起初不愿意，但令她丈夫吃惊的是，她开始画画了。几天之后，画画成了她的兴趣。

神经虚弱的诱因通常是信心的丧失，认为自己身体不行了。记住，这种虚弱不是真正的器质性的肌肉虚弱，虽然感觉如此。所以不要总是坐在沙发上，只有多用，肌肉才会变得更强健。我再次强调，你首先要让医生检查一下，确保虚弱只是神经性的。

如果你有欲望练习我建议的方法，那么请努力迈出第一步，并坚持下来：

- 不管你已经患病多久。
- 不管你多么不相信自己。
- 不管你有多害怕。
- 不管你觉得自己有多累。

第 8 章

丈夫对妻子的疾病的态度

我刚刚与一名女患者谈了 1 个小时。我觉得有必要与她的丈夫谈谈，我发现他正在私家车道那儿擦车。当我过去和他交谈的时候，他继续擦车，头也没抬。我向他详尽地解释了他妻子的情况，然后寻求他的合作，但他却突然说："土豆泥！总是土豆泥！为什么不能做薯片？"

我尽可能耐心地向他解释说，他的妻子要照顾 3 个小孩子，没有时间做薯片。

他不信我的话。"她这样还要多久？如果她别再吞那些药片，能够穿上袜子出门，她就没事了！我认识很多带更多孩子的女人，人家也没像她那样。简直太愚蠢了。这不是我娶的那个女孩，她什么时候才能重新变回我们刚结婚时的样子？"

这个丈夫并不是对妻子很残忍，他只是不明白。神经症确实令人困惑不解，不同的医生对病因和治疗方法也有不同的理解，所以难怪丈夫会困惑。起初，这个丈夫很同情妻子，但随着患病时间的持续，尤其是妻子看起来没什么大毛病，说话也很有逻辑，丈夫逐渐失去了耐心。一个像妻子这样年龄的人竟然不敢一个人去购物，在他看来太不可思议了。他经常疑惑地看着妻子，无法理解一个在进行生育“大手术”时都一声不吭的女人，现在怎么就不敢一个人出门了。只要一提去影院看电影，就足以让她恐慌。当丈夫问为什么的时候，她只是回答：“我太害怕了！”这可不是一个成年女人应该有的解释。

妻子很难向“不知紧张为何物”的丈夫解释当她在商店排队结账的时候，紧张感会逐渐累积，直到她感到完全无法忍受，最后只能夺门而出，否则会晕倒，或者发生“某些可怕的事情”。原本去超市买东西的妻子却两手空空地回来了，丈夫看到后很难不困惑。也难怪丈夫会一个人在那儿擦车，气愤地要求妻子能做点薯片。对他而言，家里做的薯片意味着正常的生活，所以不难理解他为什么想让妻子别再做出这些愚蠢的行为了。

唉！没有人比妻子更希望这样了，但是找到办法停止做出这些愚蠢的行为意味着找到治疗的办法，而到目前为止，她对此已经无计可施了。

受情绪困扰的妻子、调皮捣蛋的孩子和家庭的日常开销已经让丈夫疲倦，如果此时医生说他妻子的快速康复依赖于他的持久耐心，他肯定难以接受。但他必须理解，即使不能完全配合，也要做到尽可能少地给妻子增加新的压力。

妻子有时说："当我试图解释给丈夫听的时候，医生，我从他脸上的表情就能看出他觉得我疯了。这不是他的错，但我希望当他看到我这样的时候，别那么快抓狂。我希望他不要认为强迫我做什么事就是在帮我。因为，恰恰就是当他这样做的时候，我的压力倍增，那也是最令我害怕的时刻。"

丈夫也需要鼓励

丈夫的合作对于妻子的康复非常重要，因此医生应该彻底地向丈夫解释妻子身上发生了什么以及如何治疗，就像对妻子解释的那样。丈夫也需要解释、鼓励和支持，以便对妻子从批评转为提供有益的帮助。感觉有一双批判的眼睛在监视着自己，会给妻子增加额外的压力，让她处于"压力—担忧—压力更大"的恶性循环之中。

丈夫早晨怒气冲冲的一句话，就会让妻子整天陷入绝望之中。丈夫一整天都忙于工作，已经忘了早上所说的话，直到下班才可能想起，但是妻子自从丈夫出门就一直想着那句话。丈夫在绝望的状态下，说了几句猛烈抨击的话，然后出门上班，尤其是重重的摔门声，体现了丈夫背负的沉重十字架。而妻子在家只有孩子陪伴，甚至没有孩子在身边，现在她不仅要背负自己的十字架，还要背负丈夫的十字架。

又回到惊慌失措的老状态

当然，妻子也试着说服自己。她的问题部分在于内心虽然苦苦挣扎，却毫无结果。前一分钟，她决定永远停止这些荒唐的做法，不能再让自己失望；下一秒，她又回到了惊慌失措的老状态，不断地说“哦，天哪”或者“万一……怎么办”。

一整天都在下定决心和失败的无数次对决之间度过，难怪她会感到困惑，害怕发生在自己身上的事情。她苦苦思索为什么自己什么事都做不到；要是丈夫能够理解她如何深陷困境，以及多么渴望恢复到以前的样子就好了；要是丈夫能够明白，他不能陪她坚持到底，催促她赶紧痊愈的压力，轻视她的病情，都是让她迟迟无法康复的主要原因就好了。

录音带和视频

劝说丈夫阅读本书是很难的，甚至是不可能完成的任务。所以，我的录音带就派上了用场。许多不愿合作的丈夫发现自己能够听进去录音带，甚至一些消极的亲属也愿意听录音带或看视频，而如果患者之后能够听到有人说“现在，我终于明白了”，会感到非常安慰。

只剩孩子、做饭和杂务

许多家务活实在没法说有趣，尤其是给孩子们做饭，威逼利诱他们吃饭，或者失败之后打扫撒在地板上的食物。一般的母亲能够很好地应对这些情况，是因为不乏苦中作乐。但一旦患上神经症，患者不再对任何事情感兴趣。生活就只剩下孩子、做饭和家务，这增加了她的困惑，因为她以前不会对这些事情过于担忧。

在患有神经症的状态下，各种情绪被极度地放大了，以前轻微讨厌的事情现在变得令人恶心厌恶，患病的母亲似乎无法再回到只是轻微讨厌的状态，那时她还能够忍受这一切。

有些丈夫从这种情况下脱身而出。他们已经“受够了”，去外面寻找庇护所。朋友们也没能帮上忙——“可怜的乔治！真不知道你是怎么忍受这么长时间的！”，然后给“乔治”递过来一杯安慰的酒。即使“乔治”之前没有怀疑自己，现在肯定也开始打退堂鼓了。

走投无路

妻子的康复很大程度上依赖于丈夫，但她们很难让丈夫明白这一点。丈夫和妻子一样疲惫不堪，因此这样的话他很难听得进去："不管你多么烦恼，不管你的耐心和勇气是否已经所剩无几，你必须再坚持一段时间。如果连你都觉得走投无路了，那么你的妻子怎么办？她几个月之前就感到走投无路了，但她一直在努力坚持。不要把所有的问题都推到她身上，不要总是催促她赶紧好起来。这对一个患者来说根本无法承受。"

如果丈夫能够理解妻子，伸出援手，那么妻子将会用感恩与深爱来回报，她永远不会忘记丈夫在自己患病期间展现的勇气、善良和可靠。如果丈夫做不到，尽管妻子可能为他找许多借口，但她会发现很难忘记在自己最需要帮助的时候，丈夫让自己失望了，而她的病情也会继续拖延下去。

第 9 章

日志一

神经症患者需要一个固定的治疗计划，不应该“病急乱投医”，不断考虑多种不同的治疗方案——是不是选对了治疗方案，应该尝试这个计划还是那个计划。患者由于本身就优柔寡断，所以深受这些选择的折磨。因为我理解患者可能一转眼就变得困惑不解，所以我想用这种方式与你们保持联系，鼓励并陪伴你们度过灰心与绝望的时刻。

虽然我给患者寄送季度日志，但不要误以为这意味着你们的康复需要很长的时间。我知道病情使得你们特别容易受暗示，很容易往这方面想。你们中的有些人已经深受疾病困扰多年，所以康复的过程确实可能慢一些。但是通过书籍和记录，仍有许多人已经开始了康复的过程，肯定不久之后就能痊愈。不管什么时候开始读，即使已经痊愈（这听起来多么诱人），读一读这些日志也很有帮助。

为什么许多神经症患者难以康复?

我这里所说的神经症患者，是指那些遭受过度的焦虑、恐慌、恐惧和令人苦恼的生理神经症状折磨的人。换句话说，患者经过医生检查后，被确认得的是“神经”方面的病。

在开始之前，我想让大家明白，我讨论的对象形形色色，有年轻人、中年人和老年人，男人和女人，患病时间长的和刚得病不久的，有特殊问题的和没有特殊问题的，患有广场恐惧症的和没有患广场恐惧症的。请放心，我会谨记在心，竭尽全力把每种情况都包含在内。

我正在整理患者们寄给我的索求日志的几百份申请表，记录下你们各种不同的恐惧。我知道你们容易受暗示的影响，因此我在讨论这些恐惧的时候会非常小心。我保证，这些日志中没有任何可怕的东西。

广场恐惧症

首先，我们来界定“广场恐惧症”这个词：它表示害怕离家远行；害怕去不能快速得到帮助的地方；失去自信，无法在拥挤的地方控制自己的反应；等等。广场恐惧症只是众多神经症中的一种。神经症患者如果在外出的时候感到轻度“头晕”，最终会避免出门，这难道不是自然而然的事情吗？当然是的。

而一旦他们不敢再出门，就说明他们患上了广场恐惧症。

就个人而言，我不喜欢给患者贴标签，所以很少对我的病人提及广场恐惧症这个词。按照这种方式界定，实际上进行了不必要的细分，也似乎赋予了它不必要的重要性。它只不过是一般焦虑状态的一个称号而已。我向你们保证，广场恐惧症是可以治愈的，不管它是否被认为是这样，也不管你读到或听到什么相反的论调，不要因此消沉。治愈的关键不仅在于治疗的医师，还在于求医者的配合。一些患者患病的时间比你们生活在这个世界上的时间还长，但他们依然康复了，所以振作起来！

各种问题

有特殊问题的患者可能会想："这听起来挺好，但是威克斯博士可能无法帮我解决我独有的问题。"由于只能通过日志的形式与你们联系，所以我可能无法帮助你们解决你们独有的问题，但是我将向你们解释某些一般性的治疗方法，这对你们也是有帮助的。例如，除了对自己的特殊问题感到沮丧之外，过多的、长时间的忧虑本身也会导致一些情绪和生理方面的症状，这些症状其实具有非常大的普遍性。通过帮助你们理解并应对这些问题，我至少能够减轻你们的部分负担，使你们能够全身心地解决问题，从而得以康复。

在酒吧的夜晚

与神经症患者相处并不容易，一个曾经和睦的家庭可能会逐渐出现不和谐的反应，例如丈夫变得几乎与患病的妻子一样“神经”，以至于经常在酒吧待到深夜。他也可能开始催促妻子“赶紧振作起来”，急于让她康复。夫妻之间的紧张感越来越强，逐渐地，昔日的并肩前行变成了妻子孤军奋战，这对妻子来说是一种折磨，对丈夫来说是一种恼怒的表现。与公婆之间的关系也可能变得紧张，甚至与自己的父母、兄弟姐妹的关系也会出现裂痕。

康复之后，这些问题都会迎刃而解，所以现在不要因此过分担忧。具有讽刺意味的是，如果你病好了，使你患病的一些问题就烟消云散了。致病因素依赖于你目前所处的状态，虽然你可能没有认识到这一点。当你康复之后，它们就自动消失了。

你知道康复真正意味着什么吗?

当大多数神经症患者想到康复的时候，他们设想的是一个完全健康的身体，认为如果他们的身体仍然存在任何一种神经症状，那么他们肯定还没有康复，他们的反应依然是病态的——如果他们好了，就不该有这些反应。

对此，我要进行澄清。折磨神经症患者的“怪兽”，是我们经常做出的对压力的正常反应。它们之所以能够使患者备感折磨，是因为这些反应被患者敏感的神经无限放大了，不是因为这些反应本身。换句话说，神经症患者的病因在于无限地放大反应，而不是反应本身。下面我将对此进行详细解释。

假如你听到一个刺耳的声音，这不是什么令人愉快的事情，但也不至于令人苦恼，所以你继续正常工作。继续增强这个声音，直到它变得非常响，于是它变得似乎难以忍受，阻碍你继续工作。然而，声音还是同一个声音，只是更加响了而已。神经症的生理感觉也是如此。我们对日常生活中出现的压力都有同样的正常反应，但是这些反应对于敏感的神经症患者来说太多了、“太响”了，以至于似乎几乎无法忍受。

不像许多人误以为的那样，康复的关键其实不在于完全消除这些反应，而在于将其降低到正常强度和正常频率。达到“正常频率”意味着能够使身体平静下来，以便不会像现在这样在每次刺激（一个想法或一段焦虑的记忆）出现时，神经反应都会发作。这意味着在你和压力之间建立一定程度的绝缘带。

正常的反应欺骗了他

神经症患者在康复之路上很盲目，因为他没有认识到自身的陌生感觉实际上有着正常的基础。这就是他感到迷失的主要原因之一。他仿佛陷入了一个死循环，试图摆脱一些在此情况下实属正常的反应。这些反应如果不是那么强烈，那么只要他活着，它们就必然会成为他日常生活的一部分。只有在全身麻醉、无意识、深度睡眠的时候，他才不会感到压力，也只有在这些特殊的情况下，他才能完全摆脱神经症状。

即使是那些没有患神经症的人，每天正常的神经反应也会发生变化。例如，某些天对压力的反应会比其他时候更严重。当然，这种自然变化也会发生在神经症患者身上，但是患者会将它看作正常的反应吗？会认为是不可避免的吗？他们肯定不会！在反应更严重的时候，他们会认为自己的病情加重了，平添了绝望和压抑。日常神经反应的正常变化是康复之路上的另一个令人迷惑的陷阱，它总是能够诱使患者为这些反应找出原因。

患病已久

患者经常掉入正常的神经反应变化制造的陷阱中，这是可以理解的，因为患者可能患病已久，早就忘记健康的感觉是什么样子了。他已经忘记当时的正常神经反应，因为这些反应没有给他带来困扰。他将其视作生活的一部分，甚至期望其一定发生。在他身心健康的时候，反应偶尔也会发生剧烈的变化。例如，爬楼梯时的心悸，在向老板请求加薪之前或者准备考试的时候出现反胃的情况。

但是在目前的状态下，由于他无法看到当前神经反应的正常基础，所以他受到了误导，挣扎着试图将这些反应都彻底消除，或者试图阻止其发生。没有人能够将正常反应彻底消除，尤其是当这些反应被放大的时候。所以，患者被诱导着做不可能做到的事情。康复对于众多的神经症患者来说如此困难，这难道有什么奇怪的吗？

3 门功课都是“优”

下面讲一个真实的案例。在做了很多努力和牺牲之后，母亲听说儿子 3 门功课的成绩都是“优”，难道她此时的心跳力度不会加重，速度不会加快吗？她的双手难道不会颤抖吗？难道她不会出汗，脸颊泛红，兴奋得没有食欲，呼吸急促，有点眩晕，必须坐下来休息一会儿吗？当然，如果单独来看，其中的每一种反应都令人不舒服，但她却觉得那是其幸福的一部分。她的兴趣点完全集中在儿子学业成功方面，因此几乎没有注意到自己身上发生的生理变化。她内心的喜悦感如此强烈，以至于随之而来的压力症状似乎都是喜悦的一部分，因此承受起来毫不费力。

此外她也知道，这些反应过一会儿就会平静下来，即使头晕得比较厉害，她也会很快镇静下来。所以，她平静地等待，毫不担忧头晕会一直持续下去，当然，她的内心将逐渐恢复平静。

我想再次提醒诸位，这些“幸福压力”的感觉与神经症压力的感觉几乎一模一样，唯一的不同在于二者的程度，以及伴随的情绪类型。

将幸福换成恐慌

一名神经症患者出门去理发、看牙医或者参加学校集会，绝对不会愉快。这时，他感受到的不是幸福，而是内心的忧虑，甚至是恐慌。快乐的人并不担忧自己的压力症状，但是神经症患者却立即注意到了自己的感觉，这是因为：

1. 长久以来这些感觉经常出现，因此一旦被触发，比幸福带来的压力感更强烈。

2. 神经症患者非常熟悉这些感受，他怀着恐惧的心情等待这些感觉产生，甚至去寻找这些感觉。

3. 当处于恐惧之中的时候，思想始终是内向的，不像感到幸福时那样注意外部事件。与外部事件相比，患者更清晰地意识到内心的感受。心悸的感觉确实令人不悦，但因为高兴而产生的心悸也令人苦恼吗？好好想想这一点。

患神经症的主妇日常的一天

由于我的患者大都是家庭主妇——她们每天独自在家（很少有丈夫能够理解患者独处意味着什么），有的养育一两个小孩子，所以我将描述此类神经症患者日常的一天，说明她们是如何通过试图摆脱所有反应而延误康复的。不要误以为我忘了孤独的未婚女士、单身汉，或者每天辛勤劳作的已婚男士。从根本上说，他们的情况和反应与家庭主妇并无本质差异。至少，他们完全可以将家庭主妇的情况替换成自己的特殊情况，我的上述解释依然适用。

一觉醒来

早晨醒来，意识到又要面对难熬的一天，这会让患病的主妇刚一睁眼，就感觉忧心忡忡。这种想法立即导致烦恼，而烦恼再次唤醒了压力的症状。随着更加清醒，她会更清楚地记起今天要面临的困难任务，例如今晚的学校聚会或者繁重的超市采购。苦恼导致的痉挛随之而来，一次接着一次，所以她担心的感觉最终汇成一次长时间的眩晕恶心。对她来说，以这样的方式开始新的一天令人心灰意冷，而且疲惫不堪。

几个月甚至几年以来，她经常遭受这样的折磨，抵抗的能力消磨殆尽，随着进一步的恐慌，她会感到筋疲力尽，然后消沉压抑。甚至在起床之前，昨晚的睡眠带来的一点精力，就已经被她对自己的念头的神经反应消耗完了。她的四肢像是灌了铅，无法移动。然而，生活的任务迫使她起了床，她最终“指示身体”（正如一名女患者所说）完成当天的任务。

然后，她在床下摸索寻找自己的拖鞋。她机械地弯下腰，去床下摸索，然后强迫双脚伸进那双装饰有褪色的尼龙彩球的拖鞋。这一切让她回想起过去的无数个早晨，她总是重复做着同样的事情，感觉与现在一模一样。当我们不由自主地想起从前时，回忆带来多少悲伤！不愉快的记忆与绝望如影随形，所以当这名主妇挣扎着穿上长裙时，她绝望地深深叹了一口气。她陷入回忆不能自拔，内心变得绝望，而且由于身体受思想的支配，她除了长叹"比之前更糟糕！"外，还能做什么呢？她已经将回忆当成一天的负担，这是个大错误。

她以前可不是这个样子，事实上，她之前非常活跃，能力也很强。现在的她感觉一点也不像曾经的她，仿佛她是两个人的合体，一个在睡梦中，一个正在吃早餐。她感觉太不真实了。

突然的寂静似乎更无法忍受

随着家人陆续出门，早晨的忙碌告一段落，家里突然寂静下来，但这似乎比吵闹更让患者无法忍受。至少吵闹意味着旁边有人，这人可以帮忙分散她的注意力。现在，所有的注意力都指向她自己，而她最不希望发生的事情就是把注意力集中在自己身上，集中在自己的疾病方面。然而，她知道这正是即将发生的情况，而且可能会持续一天。她似乎已经走投无路了，想到此，她的心颤抖了。谁不是这样呢？于是，更多的苦恼袭来。所以，当她在去厨房洗碗之前给自己倒一杯茶喝的时候，心里

的确发挥了作用，但只是对她制造的恐惧做出了正常的生理反应而已。

神经衰弱的生理反应

下面解释一下神经衰弱的生理反应。为了提供运动所需的能量，我们的身体需要燃烧肌肉细胞之中的葡萄糖。葡萄糖的燃烧也为表达情绪（恐惧、愤怒甚至喜悦）提供能量。这种葡萄糖在我们的血液之中循环。当我们的情绪剧烈波动的时候，我们会很快耗尽可用的葡萄糖，这会导致没有足够的葡萄糖为正常的运动提供能量。虽然我们还可以移动，但会感到身体虚弱、站立不稳。此外，压力状态下身体释放的肾上腺素扩张了我们肌肉中的血管，导致血液涌向双腿，增强了我们的虚弱感。如果我们尽可能平静地等待一会儿，肝脏会将它储备的肝糖分解为葡萄糖，以此提供额外的葡萄糖供应。另外，血管会逐渐恢复正常张力，血液循环也再次恢复正常。

但是这名主妇耐心等待了吗？哪怕在其“神经”允许的范围内等待？她并没有。由于虚弱感，她变得更加焦虑不安，继而燃烧了肝脏提供的许多额外的葡萄糖。正常情况下，虚弱的感觉不久就会自动消失。

当然，正是认为外出时可能发生可怕的事情这个想法助长了恐慌的发作。外出时可能发生的事情，只是对自早晨起在家发生的事情的重复。在离家之前，她已经被剧烈的痛苦折磨很长时间了，只是她还没有意识到。

她如何才能面对美发店的吹风机？

这名主妇可能没有产生虚弱感，但她可能感到双腿僵硬，似乎难以迈步。这种僵硬的感觉，有时甚至是麻痹的感觉，只不过是肌肉的收缩导致的，是身体对过多压力的正常反应。颈部肌肉也可能紧张，用她的话说，脖子“感觉很糟”。焦虑使她心跳加速、脸颊泛红，她感觉“浑身”在燃烧一样，仿佛就要“爆炸了”。在这种感觉状态下，她怎么能够在美发店里享受美发服务呢？她怎么能够“一动不动”地坐半个小时？她感觉更加恐慌了。然而，由于家人无法理解她的痛苦，这名主妇只能自己挣扎着挪进美发店，独自面对自己敏感的身体制造出来的地狱般的恐惧。

当然，这些恐惧的产生并非全无道理，这些体验都不是令人愉快的，人人都避之唯恐不及。然而，在当时的情况下，它们都是正常的反应，若想康复，她不能指望彻底消除那些感觉，只能设法将其降低到正常的强度。这是唯一的解决之道。

她梦想出现奇迹

我们再回到那天早晨她醒来时的情境，看看该如何帮她。

在疾病的当前阶段，指望一觉醒来感觉良好，是不可能的。一个晚上的睡眠不会带来这样的奇迹，然而，她期望的恰恰是出现这样的奇迹。每天晚上，躺在床上之后，她就开始祈祷出现这样的奇迹——一觉醒来，恢复自我。甚至在她睡着之前，她的这个愿望就已经注定会在第二天让她失望。所以，当她一觉醒来，感觉还是老样子之后，她的身体当然会表现出痛苦，但身体只是对她的失望做出了自然的反应而已。身体就像仆人，只是遵从她的指示行事，虽然她可能都没有将想法组织成语言，甚至没有清楚地进行思考。她可能仅仅感觉到悲惨，然后巨大的失望感就紧随其后。当她的身体变得敏感时，失望感是不可避免的。如果像我们现在这样知道关于敏感的事实，当然很容易明白她的巨大失望其实是在浪费情绪，在毫无必要地耗费自己有限的力量。

如果有人晚上在她耳边悄悄地这样告诉她就好了："不管你早上是什么感觉，不要失望。请不要徒增绝望，这只会让你更疲惫。这一次，准备好接受自己，不要为任何感觉而烦恼，因为你目前的状态就是这样。不要与绝望硬碰硬，根据自己的能力与绝望周旋。现在不要期望出现不可能出现的情况，你目前的状态还要保持一段时间，所以如果你必须'指示'身体，那就顺其自然地发出指示的命令。上床之后，不要祈祷一觉醒来就好了，而是应该祈祷第二天早上有勇气接受自己的任何状态。”

斩断回忆的锁链

当她在床底下摸索拖鞋的时候，她需要特殊的帮助。她首先应该买一双新拖鞋——一双样式幼稚可笑的拖鞋，这会让她开心一笑，至少应该买一双新的。她应该记得将拖鞋放在别的地方，而不是每天晚上都放在床底下。若想斩断回忆锁链，完全可以尝试这种看似幼稚的小方法，这样可以打破痛苦时刻的循环，她将因此不那么轻易地感到绝望。当她不禁沮丧地思考时，她会立即感到绝望，这是她目前状态下的自然反应。所以她在当前的神经状态下，出现早晨的那些反应不足为奇。正如前面所述，她真正的病因是被放大的绝望感和被放大的身体反应。

为了进一步帮助自己康复，她可以调整室内家具的位置，尤其是床的位置，以便她在醒来的时候，不会看到熟悉的、毫无变化的物品。例如天花板上那个特定的点，这会让她不禁想起其他早晨相同的痛苦回忆。

“即使双腿虚弱，我也能行走！”

要是她在等待购物的时候给自己一个机会，能够这样说就好了：“如果我继续让自己恐惧，双腿当然会感到虚弱，我还会感到头晕。这只是自然的反应，不是病。即使双腿虚弱，我也能外出行走。所以我必须尝试尽可能平静地走出去，不管目前是什么感觉。如果在我恐慌的时候双腿能带我回家，它们肯定也能在我恐慌的时候带我继续往前走。如果我能做到这一点，肝脏会供应更多的肝糖，虚弱感会逐渐消失！”

如果她继续说：“当然了，我在美发店感到很糟糕。但是我很久以来都在那里感到很糟糕，所以不要仅仅因为心里想就指望现在会突然变得感觉很好。我或许成功做到了其他事情，比如外出度假，但是回来之后还是发现去美发店时很痛苦，甚至更糟糕。这并不意味着我旧病复发，仅仅说明记忆太顽固。我会经常去美发店，设法在那里坚持待 1 个小时，并按照正确的方式思考，这样才会不再害怕去那里！”最终，她会给自己的身体一次尝试的机会。

各位正在经受神经症折磨的读者，请将你的注意力转移到思考方式上，而不是自己的感受方面。设法改变自己的态度，至于感觉，它们会自己照顾自己。

我想在此介绍两种不同类型的患者。一种患者说：“那些糟糕的感觉自己就来了，对此我毫无办法。我不是故意这样的。我甚至在没有想到生病时，也会突然感到恐惧。这真是难以搞懂。”

另一种患者说：“我知道我的情况是自己一手所致，但是感到无力阻止。这真是太糟糕了！”

“我也没办法！”

我们先来看一下第一种类型的患者。表面上看，一些神经症状有时候的确毫无来由地就出现了，似乎与患者当时的注意力毫无关系。然而，这其实是患者过去所做所想的必然结果。过去的病痛使得神经反应来得如此迅速和轻易，以至于现在最轻微的刺激都可能触发神经反应，患者甚至没有识别出这些刺激，当然也无法对其进行控制。然而，他完全有力量去逐渐安抚这种超级应激性，方法就是坦然接受这些“突如其来”的袭击，不要因为这些反应而不断地感到意外和烦恼。

“自己导致的”

另一种患者说他们知道自己的恐惧是自身导致的，但是自己却无力阻止。这种患者应该明白，这只不过是身体对其轻微想法的立即反应而已。正如我在前文指出的，在敏感的人身上，感觉，尤其是恐惧感，紧随想法之后，不仅经常看起来是一体的，而且有时仿佛没有想法的存在，只有感觉。这本身就令人困惑，且难以承受。所以，神经症患者在没有外部原因导致恐惧的情况下，依然惶恐不安。自然而然地，他认为自己的恐惧是自身导致的。从某种意义上来说，他的想法有一定道理。他的目标应该是降低神经反应的强度和速度，以便让理性有机会发挥作用。为了做到这一点，他必须往前看，不要让自己整天陷于情绪化的陷阱当中。他需要一个长效机制，以便安慰自己：“我已经自己给自己制造恐惧感很久了，由于我的神经对想法的反应太快，所以这种情况可能还会持续一段时间。如果我明白了这是因为我敏感的身体，而且明白不要因此太过苦恼，那么或许一段时间之后，恐惧感就不会来得这么迅速了。”

我可以向这样的患者保证，如果他能做到这一点，他最终将能够平静地思考恐惧本身，而丝毫感觉不到恐惧。

我真想赋予诸位将我的方法付诸实践的勇气。如果能够不总是依靠新药治疗，而是应该准备好勇敢地面对当前的情况，不紧张地抗拒自身产生的感觉，那么诸位就已经走在康复的光明大道上了。

我仍有很多话想和大家说。我知道你们中的一些人——例如有6个孩子的母亲——太过劳累，身体太敏感了，因此你们需要更实际的帮助，而不仅仅是纸上的言语。你们需要服用镇静剂，好好地休息一段时间，然后再尝试练习我教的方法。

果真如此的话，为什么不尝试着与一位善解人意的医生讨论一下自己的病情，向他指出，只要你感觉好一点，你就会制订一个积极的康复计划呢？

不幸的是，有些身心健康的年轻医生并不理解你们令人绝望的无助感——他们怎么体会得到呢？但是如果他们看到你们下定决心，制订好康复的计划，他们也会对此产生兴趣，我相信他们会帮你们改善身体的健康状况。

所以：

◆ 康复的关键在于把神经症状降低到正常的强度和频率，不要试图将其彻底消除。

◆ 没有人能够完全消除正常的反应，而神经反应不过是被放大的正常反应。

◆ 不要让记忆成为你一天的负担。

◆ 一晚上的睡眠不会产生奇迹。

◆ 试着接受自己早晨醒来的状态。

◆ 让身体顺其自然地做出反应。

第10章
日志二

一些患者害怕外出旅行，不管是独自一人还是有人陪伴。虽然他们第一次尝试可能成功了，但是之后又陷入了停滞状态。所以，在本篇日志的开始部分，我先讨论一些你们现在可能正经历的退步。

对于神经症患者来说，外出工作是一件有益的事情。我从来信中得知，许多在外工作的患者现在不仅能够轻松地独自外出很长时间，而且在工作的时候也不再那么焦虑。还有几百名患者在家工作，由于工作性质的限制，他们没有机会去实践我的方法。他们必须自己创造机会，属于需要特殊指导和帮助的患者。

当他们初次使用我的书和录音，以及后来的日志时，一开始充满激情和希望，而且可能已经获得了多年以来很少见的成功，例如出门走到街头，然后走到了商店，后来或许会进入商店，甚至能够在那里排队等候。当他们成功做到这一点之后，他们可能觉得自己仿佛征服了整个世界，至少有一种取得进步的感觉，或者说终于有所突破了。现在他们面临的问题是：接下来要去哪里？下一步该做什么？他们此时仿佛走到了一个死胡同，开始怀疑自己已经取得的进步根本没有意义。

这些患者陷入了僵局，因为他们现在能够做到的事情，至少是不费力就能做到的事情，已经成为其日常生活的很大一部分，不再是什么了不起的进步了。更重要的是，他们潜意识地认为，想要真正康复，就必须继续往前走。他们知道前面的康复之路更加崎岖艰难，而他们退缩了。他们在已经取得的小小胜利面前束手束脚，感觉自己急需从某处获得一种巨大的推力，才敢踏上遥远、艰辛但光明的康复之路。与此同时，他们既渴望前行又胆战心惊——这种令人忧虑不安的感觉足以让压力继续作祟。

康复的计划

在外工作的人很少有孤单的时候，甚至在上班的路上也有人陪伴，而且晚上和家人在一起。公司的工作会让他们分散注意力，不过分内省，同时还有助于将麻烦控制在合适的程度。不需要每天离家的人很快不得不面对这样一个尴尬的事实，即她（通常是女性）必须依靠自己制订康复计划，而这个计划要求她离开家。她还会发现，小目标唾手可得，但大目标意味着必须外出，这似乎不仅是难以完成的任务，而且更重要的是，这种外出毫无意义。她没有任何动力让自己坐公交车去某个地方，然后再坐车回来。像无头苍蝇一样出去乱转？去了就回来？这太难为人了，尤其是在寒冷阴郁的日子里，待在家里的壁炉旁多舒服啊。这种缺乏目标的康复道路使得此类患者更深刻地觉得自己的病情非常特殊，治愈的希望渺茫，尤其是在品尝了初期成功的喜悦之后，失望感更强烈了。所以，许多人陷入了停滞不前的窘境。但是切记，如果你处于这种情境之中，可能看似寸步难移了，但其实你已经走上康复之路了。任何早期的成功都是好的开始，而且这些成功一旦取得就不会丧失或被遗忘，不管你觉得自己倒退了多少步。

如果家人能够提供鼓励，患者至少有动力宣布今天去了某个地方，做了某件事情。但即使是这些幸运的有家人鼓励的人，在取得了不小的胜利后，还是得回到空无一人的家，郁郁寡欢，必须等到晚上家人回来才能宣布当天的好消息。这确实令人丧气，但对于那些无法从家人那里得到鼓励，或者根本没有家人的人来说，康复之路更加困难。我建议此类患者认真阅读本日志，从中获得特殊的鼓励。

我最近与一名女患者进行了一次交谈，谈话内容突出反映了刚才提到的一些观点。具体如下：

患者：我敢走出家门了，在街上走了 20 米，但这似乎是我的极限了。上周有一天，我连 20 米都没走到，所以第二天我走得尽可能远一点，然后回家待了半个小时，又出门朝相反的方向走。我竟然走进了一家商店，而且买了一些东西。我现在可以轻易地做到这一点了，所以我心想："以后我该去哪里呢？"

医生：是的，这些努力开始看似毫无目的了。

患者：这和超越我最初设定的目标一样难！

医生：你下一步的目标是哪里？

患者：市中心。我计划走到市中心，因为那里到处都是商店。我只需要再多走几百米就到了，但还是没有做到。我就是走不出最初的几十米。

医生：你的错误在于试图解决距离的问题，试图尽量走到市中心那么远。你们都犯了同样的错误：眼睛盯着远处的一个点，迫使自己往前走，心想"我必须走到那里，我必须做到！"。不要这样做。你需要解决的是自己内心的问题，而不是一段特定的距离或者某个特定的地方。重点在于战胜自我，不是"走到"市中心。你需要解决的是那一个重要的时刻，让你感到极其恐慌的时刻，不管你身处何处。当你经历了一些旅程，不管这段旅程是离家只有几米远，还是要到市中心（甚至是独自在家），我想让你明白的是，你要面对的最糟糕的事情是经历那个时刻。

甚至当你走到市中心，周围都是商店和人群，而这正是最令你感到恐惧的，此时你必须面对的依然仅仅是那同样的一个时刻。这个时刻没有任何不同，这一点必须牢记在心！所以在将来面对看似极其恐怖的事情时，不要被吓倒。能够带给你最糟糕体验的还是那同样的一个时刻。学会如何应对这个时刻，这样你将能够应对任何情况。在书和录音当中，我多次反复说明过如何应对恐慌的时刻。

患者：是的，您说过，而且我的确成功出门走了 20 米，但是却无法走到市中心。

医生：这是因为你设定了一个固定的目标，而且费尽心思地想完成。不要逼迫自己非要完成某个任务，如果有必要，可以一步一步慢慢来，同时要经常提醒自己“我在练习走到市中心，如果我没有做到，也没有关系，重要的是我学会了如何应对走在路上时产生的各种感觉”。能走多远不重要，如何走到那里才是关键。

患者：但是我走得越远，我必须应对的恐慌就越多，也就越疲惫。而且如果我离家很远，就会产生非常可怕的恐慌感，那时我肯定会掉头回家！

医生：同样的距离，回家反而不是难事，就像一只回家的鸽子。

患者：您说得对。但是离家越远，我心里越恐慌，这要怎么办呢？

医生：和你之前克服其他恐惧时一样，要敢于面对，而不是每次都退缩。诀窍都是一样的，慢慢来，别着急，耐心等待，让恐慌尽管来即可，它自会慢慢消失。有时候，恐慌的感觉似乎非常顽固，不肯离去，像熊熊烈火一样，在你外出的时候一直困扰你。即便如此，你的身体照样可以正常运转，所以不要被这种虚张声势吓倒。你刚刚给敏感的神经造成了很大冲击，它们只是在慢慢恢复而已。我知道你觉得自己在那团烈火之中被“烤焦”了，无法控制自己，感觉无法思考。你是能够思考的，切记！你的思路依然可以保持清晰。“彻底完了！真的完了！现在我感觉自己要死了！我得赶紧回家！”当你有这种想法的时候，我想让你想起 4 个字——完全接受。所谓完全接受，意思是让你的身体尽可能地放松，自然地度过恐慌发作的时刻，然后继续做要做的事情。如果你正在开车，就停在路边一会儿，然后再继续开，关键是继续开下去。

患者：我不可能开车！但是我知道您的意思。

医生：我希望你按照这个方法去做，因为如果你这样做的话，你最终可以走几千米都不会感到恐慌。当你经历了最糟糕的阶段，明白自己是如何做到的，接下来等待你的就是你能从容应对的康庄大道，因为前面没有比你经历过的更糟糕的事情了。前面不再是坚硬的石墙了，你也不会再碰壁。康庄大道尽在眼前。

患者：哦，天哪！我知道您说得没错。但是关键是，我能做到吗？

医生：你身体的功能和别人并无二致，所以既然别人能做到，你为什么做不到呢？像我之前建议的那样对待这个问题，你的身体肯定会像别人的身体那样做出反应。你的身体并没有特殊的生理规则。我也不是让你依靠我，而是让你信赖生理学的基本定律。

患者：什么是生理学？

医生：这是一门研究身体机能的科学。没有所谓的威克斯博士法则，我教的都是自然的方法。我向你展示的都是当你给自然一个机会的时候，自然发挥作用的结果。

患者：我一点也不喜欢自然！

医生：你当然不喜欢，因为你误解了自然。在此我想给你提一个建议。今天早上朝着市中心出发，不要回头，直到至少尝试过经历一次完全接受的“爆发”。

患者：我尽力。

医生：如果第一次失败了，也不要失望，重点在于你愿意尝试。如果失败了，在原地等待一会儿，然后再次尝试。不要马上掉头跑回家。

患者：我觉得如果我能坚持在外面待足够长的时间，我完全可以经受住这一切，然后继续前行，甚至体会到久违的成就感。按照现在的状态，太难体会到成就感了。我将能够衡量自己已经付出的努力。我知道自己取得了一些进步，医生，但是我依然能清晰地意识到自己的不足。许多人总是操之过急，出去一会儿就急忙赶回空无一人的家，感到很失落，很有挫折感，因为之前做到的事情看似根本微不足道，而我们还有一整天需要一个人度过。我们无法不停地尝试，因为那太累人了。说到疲惫，我的确感到筋疲力尽。我今晚要外出与人共进晚餐，我已经答应别人了，而且我也会准时赴约，但就是感到很疲惫。之前，当我强迫自己做某事时，我并没有这种疲惫的感觉。这是为什么呢？

医生：内心接受之后，会出现一定程度的“顺其自然”。在有需要的时候，人们可以连续几个星期辛苦地照顾一个病人，且不会感到疲惫。但一旦“危机”解除，我们会感到身体像“散了架”似的。内心接受与之类似，它意味着“让步”，且会带来懈怠疲惫的感觉。这是去敏感化的绝佳方法，但是在身体恢复正常状态之前，你获得的轻松感可能像是疲惫感。随着时间的推移，这种错误的感觉就会消失。

这名女患者现在开始练习朝市中心步行前进。有些患者住在无法靠步行较轻松地到达市中心的地方，他们怎么办？在此情况下，他们必须制订一个适合自己周边环境的行动计划。计划练习 2 天，然后休息 1 天。不要等到周一才开始准备，这会给你留出过多时间，让自己陷入“等待的状态”。如有可能，今天下午就开始，把周末的部分时间也纳入练习计划之中。如果努力了 2 天、休息了 1 天之后感到特别疲惫，那就多休息一段时间。在外出练习的初始阶段，出于习惯，你会自然地采取错误的方式，再次变得敏感，而且更容易疲惫。因此，你在此阶段需要更多的镇静剂。我将在本篇日志的后半部分对此进行详细讨论。不要花太多时间思考是否足够清醒去再次练习。成功会鼓舞人心，失败会让人气馁，这并不值得大惊小怪。所以，失败的时候不要等待过久，结合自己的常识思考。

尽可能走到最近的公交车站

你的计划应该从设定一个比你之前已经尝试过的更难的任务开始。例如，如果你还从未自己乘坐过公交车，我建议你首先努力走到最近的公交车站。如果公交车站太近，那就走到下一站。如果公交车站太远，可以走一半的距离，至少朝着车站的方向走。

如果你能成功走到公交车站，计算好步行的时间，以便当有公交车到站的时候你正好走到车站。就算你在收到下一篇日志之前只能做到这些，那也是非常了不起的成就了。一旦制订好计划，就要坚持下来。在下雨的时候，或者感觉不舒服的时候，很容易产生推迟计划的念头。如果你真的要推迟计划，确保自己有正当的理由。

虽然我要求你仅仅走到公交车站就行，但不要误以为我是在劝阻你登上公交车。如果你在车站的时候公交车来了，而且你感觉想尝试上车，就大胆去做吧。去下一个到处是商店的地方。记住，总有一天你会发现自己敢坐公交车了，所以计划好你能去多远的地方。这会消除你在那一个重大时刻到来时的一些困惑。在此阶段，不要强迫自己登上公交车，能够走到公交车站就足够了，重点是应对那些恐慌的时刻，那些腿软和头晕的时刻。

“我差一点就恐慌了，但我成功克服了！”

当你真正学会如何应对恐慌的时候，你对它的恐惧也会逐渐减少。随着恐惧的消失，腿软和头晕的感觉也会烟消云散。这本身可能会显得有点奇怪。一名女患者说：“我现在做事情不再有恐慌感，一切都那么平静，真是太奇怪了。就好像有一个安静的怪物在等待时机扑出来一样。我差一点就恐慌了，但我成功克服了。至少我感觉自己还活着！”

康复之后的感觉有时是奇怪的。那些之前令你害怕不已的日常的一些普通事情，现在你却成功做到了，这种新鲜感会让你感到不真实，所以你开始有点害怕康复了。

要接受这一点，并且要知道你周围的人也会体会到同样的奇怪感。

充分利用每一次喘息的机会

你们需要反复练习内心的接受，直到真正精通此道。正如本篇日志开篇介绍的那样，内在的确定性只能来自反复的行动，而在“反复行动”的初期要设置繁密的间隔。两次行动之间不要间隔太长时间，但也不要强迫自己。如果你一直非常努力，但突然感到非常劳累，心灰意冷，斗志衰退，那就等几天，如果有必要，甚至可以等几个星期，直到你再次斗志昂扬。真正的疲惫和只是感觉很累是很难区分的，不是吗？我们也很难知道何时该继续，何时该缓一缓。

重点在于一旦你决定休息，就不要再感到烦恼，因为此时你“无所作为”。充分利用每一次喘息的机会。

小事会让你想起其他场合

当你用正确的方法练习一段时间之后，即使有时两次练习之间的间隔比较久，以致对于行动的思考使得行动似乎困难无比，但一旦真正行动起来，你会发现以往成功的记忆大有裨益。例如，如果你之前成功地乘坐过公交车，但暂时不敢再次尝试，你将会发现一旦你身处公交车上，周围的一切小事都会让你想起之前成功的体验，这样你内在的自信心会逐渐恢复，即使开始有一些动摇和犹豫。

如果你按照我教的方法去做，任何成功，不管看似多么微不足道，都不会彻底丧失。的确，这是一条艰辛的路，但正因为艰辛，你才能真正获得成功。你不会白白辛苦的。挫折在所难免，但如果你一开始就通过自己的努力取得了阶段性成功，这些挫折也会逐渐消失。承受住挫折的第一轮打击后，勇气自然会回来。这可能需要一段时间，因为你确实被挫折击中了。就在你认为自己恢复情况良好的时候，你会震惊地发现自己还是会遇到挫折，甚至那些你希望永远摆脱的症状又出现了。请让第一轮打击过去。

我在上文中提到了勇气。康复不是知道自己有勇气登上公交车，并且咬紧牙关，紧张地坐在车里面那么简单的事情，这只会让人身心疲惫、心灰意冷。康复在于学会用正确的态度乘坐公交车。坐在车里面的时候，要彻底接受你的身体产生的所有感觉，更重要的是，接受你的所有想法，以及身体因此做出的各种反应。

镇静剂

我估计你的医生会严格管控你服用的任何镇静剂。我给你提一个建议：如果你在酝酿做出某些重大的努力，例如参加社交聚会、去长途旅行，却发现自己在前一天晚上（或者几天之前）

感到压力很大，那么服用镇静剂会对你有所帮助，但事先要向医生咨询。随着时间的推移，经过不断“行动”，紧张的强度会减弱，此时你就没有必要再服用镇静剂了。此外，在康复治疗的最初阶段，敏感性会增强一点，此时你也应该与医生讨论一下，可以适当服用一些镇静剂。我这样说，并不意味着你要持续不断地服用镇静剂，只是说当你变得特别敏感的时候可以服用一些镇静剂。另外，服用镇静剂的剂量不应使你感到昏昏欲睡。对此，你需要医生的帮助，他知道你此时应该服用的镇静剂的剂量，也了解你是否需要服用镇静剂。

特殊的恐惧

自从给你们定期写日志以来，我收到了几千份索取日志的申请。你们索取日志时向我吐露的恐惧，和我的患者经常描述的恐惧一模一样。虽然可能不像你们感受到的那样强烈，但其实大多数人偶尔也会经历这些恐惧。对独处的恐惧，对孤独的恐惧，对缺乏信心的恐惧，对健康欠佳的恐惧，对死亡的恐惧，对发疯的恐惧，对头晕的恐惧，对雷暴的恐惧，对诸如蜘蛛、猫等动物的恐惧，对久病缠身的恐惧，对怕伤害别人的恐惧，对“一切都完了”的恐惧……我们哪个人没有体验过其中至少一种恐惧呢？这些恐惧没有一种是特殊的。正如我所说，我们大多数人会体验到某种恐惧，但我们将之视为正常的情况。因为我们是人，不是整天躺着晒太阳的动物，所以我们就要接受恐惧的存在。恐惧是我们人类存在的一部分，它本身并不一定就会导致神经症，它属于人类正常的内心体验。

神经症患者太过敏感，这使他们处于劣势，因为他们的恐惧感受如此强烈，以至于被无限放大了。尤其是当患者处于紧张、焦虑的状态时，一种特殊的恐惧会突然袭击他们的思想和心灵，这种恐惧的力量非常强大，以至于他们感觉自己仿佛被来自身体外部的力量袭击了一样。

破坏生活的恐惧

没有患神经症的人能够将恐惧控制在可接受的范围内。他们对恐惧的反应不那么强烈，因此尽管有恐惧存在，他们依然能享受日常生活的喜悦。这样，恐惧在他们的生活中只起很小的作用。神经症患者的恐惧感如此强烈，以至于破坏了他们的正常生活，而且出现的频率很高，把他们大多数的快乐时光摧毁了。

再次强调，正如压力的症状一样，重要的是恐惧的强度而非其性质。因此，若想康复，患者必须将恐惧降低到正常的强度。指望彻底消除所有恐惧是不现实的。我还没有见过从来不会感到恐惧的人，他们只是将恐惧控制住，使其保持适中的强度。

降低恐惧的强度

有几个可以降低恐惧强度的方法。首先，正如我在第 5 章中所言，与睿智的顾问（例如医生、朋友）讨论，神经症患者可以学会从合理的角度看待恐惧。患者可能需要与顾问讨论多次，才能恢复理性，并从讨论中获得安慰。此时医生如果将与患者的交谈进行录音，对患者会非常有帮助。如有需要，患者可以每天多次播放录音。按照此方法，患者完全有可能最终适应特殊的恐惧，并在这种状态下依然幸福地生活。

其次，即使在经过与顾问讨论，获得理解特定恐惧的新方法之后，患者也必须做好心理准备，因为当他想到恐惧的时候，暂时还会做出剧烈的反应。他必须学会飘然地经受来袭的每一次恐惧，继续安静地做手头的事情，与此同时，练习顾问推荐（或者本日志介绍）的看待恐惧的新方法。通过练习，患者的恐惧感会逐渐减轻，最终保持继续工作的兴趣，甚至在恐惧来袭的时候也能做到这一点。当恐惧不再成为障碍，它的存在便逐渐失去了意义。

针对一种特殊的恐惧进行去敏感化练习需要时间和耐心。我将这种方法称为“领悟”。领悟法是有效的，但练习起来并不容易，需要持之以恒才能成功。

当患者了解到，许多人会产生与自己一样的恐惧，而且他们设法将恐惧控制在可接受的范围内时，会感到很欣慰。如果其他人能做到，神经症患者为什么做不到呢？

什么引起了恐惧？

有人可能认为一些特殊的恐惧使人患病，而且只要找到并且消除恐惧产生的原因，患者就能康复。这听起来似乎很符合逻辑，而且有时也是一种成功的治疗方法。有的人会说，虽然消除了一种恐惧，但患者很快就会产生另一种恐惧来代替，有些患者甚至以恐惧为借口逃避现实。当谈到神经症的时候，各种假说都有，可谓众说纷纭。每个医生的权威仅来自他与自己的患者接触的经验，在我的行医过程中，据我所知，尽管有些患者通过消除恐惧产生的原因康复了，但大多数患者会因为震惊、事故、手术、难题、家庭麻烦等而变得敏感（正如我在之前的著作和录音中解释的那样）。患者处于敏感状态的时候，这些潜在的恐惧（其实就是人类正常的恐惧，对此我们之前讨论过）会突然引发被放大的剧烈反应，且显得极其重要，直接占据了患者的生活中心。此外，敏感患者感受到的任何新的恐惧都可能获得被放大的重要性。的确，由于患者的敏感性，现在，他在之前不会感到恐惧的地方也会感到恐惧。这有时被称作“自由浮动恐惧”。

换个说法，如果一个敏感的人能够消除一种恐惧，那么他的敏感性很快就会放大另一种潜在的恐惧。这难道不是很自然的吗？敏感的人不一定需要自己找这些恐惧，恐惧早就在那里了。他的敏感性使恐惧复活，并放大了其重要性。我发现我的一些病人由于太过焦虑，以至于无法摆脱恐惧继续正常生活。当然，也有一些长期逃避工作的人，但是我在此处并不想谈论他们。我真正关心的是那些内心愿意尝试康复的患者。你们是我乐于治疗的患者。不管你们有什么恐惧、退步或失败，我都尊重你们。我希望你们有勇气再次尝试。

所以：

- 康复之后可能会感觉怪怪的，要接受这一点。
- 充分利用每一次喘息的机会。
- 成功不管看似多么渺小，都不会彻底丧失。
- 静待第一轮打击过去。
- 康复的关键在于建立正确的态度。
- 在每一次恐惧闪现的时候保持放松。让恐惧过去，与此同时，练习从正确的角度看待恐惧。

第 11 章

日志三

在公交车站

类似“在公交车站”的情形包括：在车站，开车，乘地铁，坐电梯，开会。这些都是神经症患者需要非常努力才能忍受的情况。

你们当中的有些人已经成功地走到公交车站，有些人实际上已经可以坐公交车出行。有些人甚至敢独自坐火车旅行，还有一些人多年来第一次返回公司上班。这些努力都值得赞赏。然而，有一些患者仍然没有勇气乘坐公共交通工具，或者面对任何其他困难情形。对于他们，我非常关注。

正确的反应准备

基于对这些患者的考虑，我在康复项目中提出一条特殊的训练建议，我称之为“正确的反应准备”，你们可以在家练习。正确的反应准备不仅有助于你们进步，面对任何其他类型的特殊恐惧，还可以缩短康复所需的时间。

所谓的“正确的反应准备”，是指患者需要让自己准备好正确地应对令自己紧张的情形，多次练习之后，这种正确方法将成为一种习惯。换句话说，患者已经建立了正确反应的习惯。

如果你依然难以取得任何进步，可能是因为你清晰地记得自己以往的失败经历，以及随之产生的挫败感。所以，一旦你想到要再次经历类似的情形，你的反应会自动变为讨厌、恐慌和畏缩。不知不觉中，你就会处于一种错误的反应准备状态之中。的确，就错误的反应准备状态而言，你属于首当其冲的对象。

需要重点强调的是，我提出正确的反应准备，不是让你们随时紧张地提防着，以正确的方式做出反应。不要陷入这个误区。我的意思是，患者通过心理准备（我下面将描述的治疗方法）和实际表现，可以逐渐地建立起正确反应的习惯。

通过一遍又一遍地练习击球技术，我们学会了如何打网球，直到最终不假思索就能击球。在准备协奏曲音乐会的时候，表演者会慢慢地练习，非常注意每个细节和演奏技巧。他们按这种方法练习得越多，当他们在台上等待指挥家举起指挥棒的时候，就越有信心和底气。他们准备得越充分，就越能轻松地奉献超越平常水平的表演，对音乐做出自由的、令人振奋的诠释。

但是在他们忘记之前，他们必须进行彻底的肢体准备，才能够在表演的时候做到随心所欲。通过勤奋地练习，他们准备好了所有必要的联系通道，使其最终自动地做出正确的反应。你们现在开始明白我所说的“正确的反应准备”了吗？为了对这个概念进行进一步说明，我记录了与一名患者的谈话。他说：“我现在才明白，当我几周前说保持警惕的时候，我实际上在警惕地阻止自己‘听进去’，因此产生了‘头晕’感。我其实应该随时准备好放松，接受任何可能产生的感觉。现在我绝不会像当时那样做。我现在已经学会不服用镇静剂，就能静待头晕的感觉过去。我甚至可以在恐慌的状态下继续工作了。我并不是说我不在意这种恐惧了，我还是感到害怕，但它不会像之前那样打倒我了。我终于明白你说的‘飘然’是什么意思了。”最终，他形成了正确反应的习惯，即以放松的状态去接受，而且最重要的是，他随时准备好了。

这引出了问题的关键——如何才能使正确的反应准备成为一种习惯？你可以按照下面的计划练习，正如你可能练习任何其他方法一样。

假想公交车到达

坐在一把舒适的椅子里，想象自己处于最害怕的情形之中，任何一种令你恐惧的情形都可以。例如，如果你是广场恐惧症患者，想象自己要独自乘坐公交车。让我们假设你正在车站等公交车。当假想的公交车进站的时候，试着感觉就像本人真的在场那样顾忌和恐惧。试着让你的反应尽可能地真实和严重。当你经历这一切的时候，尽可能地继续保持放松，并且想："威克斯博士会建议我现在做什么？"试着记住我的建议，并且据此练习感受自己。

不用说，我希望你让恐惧到来即可，然后准备好在恐惧的状态下乘坐公交车。如有必要，晃动发软的双腿，但要指引双腿朝着公交车的方向迈进。让恐惧尽管到来就行，不要被随后可能产生的任何虚弱感吓倒。换句话说，全盘接受，并在这种状态下继续前进。

自由地反应

你可能已经听腻了"接受"这个词，那我换一个说法，比如准备好"自由地反应"，即放任所有的感觉，不要阻止任何一种感觉的产生，让其尽管到来即可。不要担心如果这样做，众多感觉的力量将非常强大，使得你寸步难移。"自由"是拯救你的关键，将最终使你痊愈，因为它会让你释放足够的压力，鼓励你做出改变。

与"接受"相比，可能"自由地反应"（或者说"反应自由"）这个说法对某些人的帮助更大。不同的说法、不同的措辞对不同的人有不同的效果，而“自由地反应”是一个很好的说法，它准确地描述了我的意思。

所以，我想让你舒服地坐在椅子里，想象自己登上公交车的场景，同时鼓起勇气去感受自己自由的反应。上车之后，找一个靠前的座位（不要找靠近车门的座位！）坐下，甚至想象一下自己缩着身子从女售票员身边挤过，听见她抱怨说：“您不能留意一下您的脚踩到哪里了吗？”——你的确做不到。

当找到座位坐下之后，你要提醒自己不能匆匆逃离公交车。体验各种你能想象到的紧急情况，甚至是公交车出现故障，你不得不换乘另一辆车。当你感到恐惧的时候，试着想一想我给你的建议，并大声说出来，试着感受这种正确的反应。这个练习的关键是当你想象令你恐惧的每种情形的时候，尽可能地保持放松。你练习的次数越多，即使只是在想象中练习，当你真正处于那种情景之中时，你越能轻松地做出正确的反应。的确，在做过这样的练习之后，你早晚会经历坐公交车或火车、自己开车的情况，或者面对你之前极力避免出现的情况。不要害怕练习之后还会失败，如果的确失败了，寻找原因，承认失败，然后再次尝试。

行为主义

有些人可能认为我建议的练习是行为主义的。其实不然，至少在一个根本的方面，正确的反应准备与行为主义截然不同。

不管是否需要药物的帮助，行为主义的目标始终是消除与特定想法和经历有关的恐惧。相比之下，正确的反应准备是带你经历恐惧，而不是避免或试图消除恐惧，从而对你进行训练。通过行为主义方法进行治疗的患者，由于没有学会如何经历恐惧，会发现恐惧躲藏在阴影之中，在将来以不同的形式伪装，随时准备反扑过来。在无药物帮助的情况下，只有一种办法可以将恐惧降低到可忍受的程度，那就是学会如何应对最糟糕的情况，而不是躲避它。

消除恐惧的药物

最近市场上推出了一些“消除恐惧的药物”，有些读者写信问我对此的意见，下面是我的回答。药物的有效时间有限，所以患者必须不断地服用，希望一直保持药效，而且没有副作用。病情有所好转后，患者又会希望尽早摆脱对药物的依赖。在摆脱对药物的依赖期间，各种想法会涌上心头。试图不再依赖药物的患者只能想“万一没有药物我应对不来恐惧怎么办”，这样一来，或许之前几个月服用药物取得的所有进展都付之东流了。

摆脱恐惧的唯一方法是克服它

只有一种办法能够摆脱恐惧，那就是克服它。心中无恐惧才能最终不害怕恐惧，只有当我们不再害怕烈火本身的时候，才能真正扑灭心中的火。自由行动的意志加上练习可以做好正确的反应准备，而且这两者最终将会带来康复。现在就开始练习吧，就在家里的椅子上。

“我无法快速忘记！”

一名女患者写道：“我无法足够快地想起您的建议，没法很快摆脱过去的恐慌和其他神经感觉。”

我刚才推荐的练习肯定可以帮助她，但我宁愿她不要这么期望“快速摆脱”恐慌，这就像试图彻底消除恐慌一样。由于巨大的强度，以及根深蒂固的错误的反应准备，这名女患者此时实际上是在要求自己做生理上完全不可能做到的事情。

这就是为什么我坚持建议你们鼓起勇气，自由地做出反应，接受身体产生的一切感受，而不是逃避或者试图快速摆脱它们。恐慌自会停止来袭，前提是它的出现不再困扰患者，失去了意义。其他类型的神经感觉也是如此。只有当你们学会如何用正确的方式经历恐惧，并经常练习，直到可以本能地做出正确的反应，你们才会知道即使恐惧来袭，自己也不会为之所动了，这样恐惧和其他神经感觉自然会消失。当经过不断练习，正确的反应自动发挥作用的时候（不仅是坐在椅子上想象），你就不必绝望地挣扎，苦思冥想我的建议了，你能够真正地“摆脱”

以往的感觉，或者说这些感觉会自动消失。

所以，谨记：

- 练习自由地反应。
- 摆脱恐惧的唯一方法是克服它。

自信

一名男患者写道：“如果我能感受到自信，我会很快康复。我的社交圈很小，因为我害怕和人见面。你在之前的著作里描述的那些症状，我都已经克服了，或者只会偶尔发作。我目前最大的担忧是丧失信心。别人看起来比我自信多了。”

首先，不要把自以为是错看成自信。许多人看似自信，不过是自以为是罢了，由于这种错觉，他们其实很脆弱。他们从来没有经历过考验，尤其没有经历过你目前正在经历的考验。当他们真正面对危机的时候，他们会发现自以为是毫无作用。培养真正的自信心的办法，没有比经历你目前的考验更好的了。你知道失去自信的感觉，以及内心深处虚无的感觉，所以你至少比自以为是的人领先了一步，他们没有这种自我认知的宝贵经历。你意识到了自己的这个不足之处。我知道你难以认同这已经是一大成就了，但事实如此，起码你没有欺骗自己。

我并不太了解这名写信的男患者，只知道由于工作性质，他需要经常与人打交道，而且由于他缺乏自信，我估计和他打交道的人在他面前会表现得更加自以为是，所以和他们交往就成了他的日常负担。他可能迫使自己去和这些人见面，而且是在他们的地盘上，以至于在每次面谈之后，他都垂头丧气、疲惫不堪，甚至出现浑身颤抖的反应。在这种情况下，这些都是正常的反应，但是在他看来却成为自己缺乏自信的证据。他通过努力也获得过一些成功，但都被这种反应逐渐掩盖了。

目前来说，这名患者必须做好心理准备，勇敢地面对每次做出此类尝试之后产生的反应，但是他应该试着理解，这是正常的反应。然而，当他准备好接受这种感觉方式的时候，他的努力就会逐渐减少。自信只能从内而来，为此需要付出的代价就是不断地挑战困难。成功地克服困难一次，只意味着一时的勇气爆发；只有多次成功地克服困难，才说明勇气不是心血来潮，而是已经成为身体的一种本能。

不要把自己的失败叠加起来，你要做的是忘记失败。正如我之前所说，一次失败并不意味着最终失败。只有当人对此耿耿于怀的时候，失败才会阴魂不散。失败本身没有意志，它没有腿可以立足，除非我们把自己的腿借给它用。如果你把失败看作某个特定时间没有成功的一次尝试，下一次可能会成功，那么失败就不再是失败，它变成了为下次成功所积累的经验。

当写那封信的患者最终学会不太在意当时的感受，知道如何与人打交道时，他就会发现表面的自信并不重要。现在，他不仅想感受到自信，而且渴望在别人面前表现得自信。一个真正自信的人并不会在意自己是否表现得自信十足，也不介意承认错误，不介意被帮助，遇到不懂的问题会不耻下问。当我最终不介意在患者面前查阅一个早已忘记的处方时，我知道自己完全有自信了。

组织层

自信仿佛是由一堆非常薄的感觉层累积起来的，就像组织层一样，日积月累，每一层都来自努力尝试的经验，直到最后积累成牢固的、深厚的内在感觉。在提供这些感觉层方面，没有比你目前正经历的体验更有效的了。你应该庆幸自己有这个获取真正自信的机会，而不是像其他人那样追求表面的自信。

在来信的最后部分，这名男患者说他找到了康复的正确方法。他说："如果我真正接受了现在的自己，我就康复了。"他会做到的，而且更重要的是，随着他越来越愿意接受自己，别人也会越来越自然地接受他。人们和他相处会更舒服，以前那些刻意的努力就多余了。

所以，切记：

◆ 你在别人身上看到的自信可能仅仅是自以为是。

◆ 准备好面对任何一次尝试之后的感受，不要赋予它过大的重要性。

◆ 自信的代价就是不断地尝试去做困难的事情。多次行动，自信自然到来。

◆ 失败不是终局，它没有腿可以立足，除非我们把自己的腿借给它。

◆ 当学会正确的应对方法之后，没有比从神经症中康复更有效的获取自信的方法了。

去度假

让患者找到离家外出的动力，这一点很重要。春天就是一个好动力。经历了去年的炎炎夏日、严寒冬季，随着大地回暖，万物复苏，趁着春光明媚走到户外，你将体会到我所传授的方法的好处。如果你有一辆自行车停在车库里，那么就准备好用它来骑行。你们有些人可能会想："我现在还感到头晕目眩，怎么能骑自行车呢？"如果你把注意力集中在骑车方面，而不是头晕方面，你会发现头晕的感觉在慢慢地消失。在目前的神经性眩晕的情况下，即身体发软、头重脚轻，你也完全可以骑自行车。向医生确认一下，你的头晕完全是神经性的。由于我没有对你做医学检查，我只能假设它是神经性的。

如果没有自行车，那就步行，如有可能，与人结伴而行，或者拜访长久没有见的朋友。鼓起勇气融入春天之中去，通过练习自由反应，你能做到，康复的钥匙在你手中，大胆用吧。不要害怕外出，去听鸟儿歌唱，感受春日的阳光，这一切都是你的。最终，你会融入春天里去，看看美丽的鲜花，闻一闻它们的芬芳，尽情享受吧。所有这一切都是你的，走出去吧。不要只是羡慕那些外出的人，加入他们，你能做到，只需静静地练习我教的方法即可，保证见效。

这次我该和家人一起去吗?

夏季的假日怎么办？也要出去。但是要记住，对于正努力从神经症中康复的人来说，度假有时会令人失望。在小镇或者海边度假胜地，神经症患者会感到几乎被监禁，如果碰巧天气糟糕，那么他就会有乘下一趟火车立即回家的强烈冲动。你们许多人有过此类体验，这时你们会强行拉着家人回家，而且发誓再也不去度假了。如果丈夫强行把你留在度假地，那你将度过一个令人沮丧的假期，因为你每时每刻都在计算离开的时间。

然而，这次去度假的时候，你要带上一个之前从未带过的东西——一个度假的计划，即你要明白度假时要做什么。如果你能够在最初的几天坚持下来，你会发现看似令人恐惧、陌生的地方也没那么可怕了。甚至，你会发现自己在假期结束的时候不想离开那里，不愿再回到熟悉但令你痛苦的旧环境中。

重新振奋的头脑意味着摆脱了精神的枷锁

若想回家后不再感到痛苦，你需要外出足够长的时间，至少几个星期，以便逐渐淡忘熟悉的事物可能带来的恐惧。也不要期待度假会让你有翻天覆地的变化，如果你能够坚持在度假地待上一段时间，你就算成功了。

你可能会发现，你逐渐在这些陌生的街道上感到越来越自由。你很久没有这种体验了，甚至会开始怀疑——以前自己离家仅一个街区就会感到拘束、被禁锢，现在置身外地怎么反而自由了？这其实很正常。在一个新环境中，周围没有令人懊恼的记忆，一切都可能成为动力；而家附近的街道充满令你沮丧的记忆，毫无动力可言。变化让头脑重新振奋，而重新振奋的头脑意味着摆脱了精神的枷锁。

另一方面，人群、笑声和嬉戏可能使你意识到自己很“另类”，你与别人不同。这也非常正常。但是切记，人群里面可能有许多人有和你一样的体验，你和他们看起来并无二致。

积累

当你决定在今年夏天冒险去度假的时候，巨大的期望，行前的准备，以及到达目的地之后的最初几天，最让你感到难熬。如果能顺利度过这段时间，你会感到心情振奋。在这段时间里，你在晚上可能需要服用额外的镇静剂，甚至在白天也需要。为此，你需要提前咨询一下医生。

在旅行途中，不要想离家的距离。你其实在带着真正的家一起旅行，就是家人和你自己。你留下的只是一座空房子，虽然可能是一座漂亮的房子，但是不要让一座房子禁锢了你的精神。勇敢前行，不要总是思前想后。

挺过第一轮打击

你可能会想到“万一在离家那么远的地方发生可怕的事情怎么办”，不要被这样的想法吓倒。如果你放任这样的想法将你麻痹，束手束脚，你已经让可怕的事情发生了。这样的话，你就只能窝在家里，什么地方都去不成。经受这样的时刻，不要将之转化为具体的障碍，你就能从容应对。不管什么感觉袭来，挺过第一轮打击。慢慢来，别着急，艰难的时刻总会过去。这就是摆脱动弹不得的感觉以及重获思想自由的诀窍。当你能更自由地思考的时候，你就能更自由地移动了。所以继续这个夏天的旅行吧，就把它视作另一次练习。

广场恐惧症可以被治愈

似乎有必要明确地重申一次，广场恐惧症可以被治愈。不要轻信你之前读到的或听到的相反论调。不管是什么人，当他说广场恐惧症无药可救时，只能表明他自己不知道如何治疗。医生通常避免说“一定能治好”，但是为了你们，在此我想破例，暂时把我作为医生的自然意愿放在一边，明确地告诉你们，我已经治愈了许多广场恐惧症患者。例如，前一段时间在英国，我和几名女性广场恐惧症患者进行了交谈。一名澳大利亚妇女应邀参加了面谈。她是一个人来的。1 年前，当我在澳大利亚第一次见到她的时候，她最远就只能到我的诊所，而且是在丈夫的陪同之下。她最终被治愈了，敢独自飞行 3 万多千米来到英国，在伦敦自由走动，甚至乘坐地铁。她现在已经回国，而且在那里也能行动自如。我向你们保证，像她这样痊愈的患者还有几百名。

我们的荣誉副秘书长为了鼓励你们，特意写了下面这封信：

“我正在写进步报告，这在 1 年之前是想都不敢想的事情，当时觉得自己的治疗根本不可能取得什么进展。当时，我正深深地陷入病情的第一次重大退步之中，甚至连离家门几步远的地方都不敢去，因为这样做会把令我恐惧的所有旧症状都带回来。失败一个接着一个。

“我从来没有失去对威克斯博士的信任，但我不相信自己能够康复。尽管这样，我在这些日志的帮助之下，还是设法继续康复练习。我经常陷入深深的绝望之中，认为所有的努力都是徒劳，尤其是当我觉得毫无进展的时候。想彻底放弃的意愿非常强烈，虽然这也让我充满失落感。这个时候，我突然想起了‘飘然’的建议。你们知道我的意思。

“几个月之后，我开始取得一些小的胜利，而且能够在回顾上一周的时候，看到自己取得的小进步，尽管偶尔也会有黑暗的日子。又过了一段时间之后，黑暗的日子变得更少了。终于有一天，我真的可以自信地说我感觉好多了，感觉更自在了。

“在此阶段，进度似乎加快了（这里的‘加快’只是相对而言），虽然直到又过了一段时间，黑暗的日子才最终消失。现在，我感觉轻松多了，能够自由地在附近行走。我知道自己还有很长的路要走，但是我现在用乐观的态度期待未来，而不是感到恐惧。真庆幸自己当初没有放弃！对于亲爱的病友们，我想说：‘永远不要放弃，继续练习，耐心等待。’我知道你们可能想：‘哦，是啊，她说起来容易，但我就是做不到。’但是我知道你们能做到的，因为我就是从你们现在身处的深渊之中走出来的，而且我并不是一个特别勇敢的人。相信我，以我的切身经历来说，如果你们始终坚信这些日志所教的方法，你们最终一定会痊愈的。”

所以，谨记：

- 重新振奋的头脑意味着摆脱了精神的枷锁。
- 你在带着你真正的家一起旅行。
- 不要留恋空房子。
- 经受住第一轮打击。慢慢来，艰难的时刻终将过去。

第 12 章

日志四

虽然这些日志的内容多数是关于不敢离家出门的恐惧的，但给出的建议也可以用来帮助应对其他类型的恐惧和问题。例如，总是感到虚幻的患者现在可能已经理解其中的道理，不再让自己受太大影响。虚幻的感觉是过多自我反思和剖析的自然结果，导致自己逐渐失去了对外界的兴趣。我再次强调，患者应该学会不要太在意神经症导致的奇怪感觉。神经症患者太容易受到异常情绪反应的影响，因为这些反应会由于患者太过敏感而显得极其强烈，一闪而过。后文将详细讨论闪现体验。

正如我反复解释过的，通常情况下，甚至强迫症也不过是极度疲劳导致的精神“弹性”的丧失，不像一些患者所了解的一定就是患上神经症的迹象。强迫症本质上并不像习惯本身那样令人苦恼。虽然许多强迫症会带来很多痛苦，但出乎人们意料的是，它们本身并不重要。治疗强迫症的关键在于暂时接受它们的存在，而不要急切地想消除它们。接受缓解了压力，减轻了疲劳，正是压力和疲劳将强迫症“刻”在了疲惫的精神上。正如一名男患者所言：“就仿佛负责思考的大脑上半部停止工作了，只剩负责感觉的大脑下半部发挥作用。”他的话一语中的。

我再次重申：即使是那些认为自己的病情比广场恐惧症还严重的患者，通过应用这些日志提供的建议也能自我治愈。这些建议以四大原则为基础，即面对、接受、飘然和等待。当然了，若想接受，必须做到理解其中的原理。

我知道这听起来比实践简单多了，但是我再次向你保证，如果你持之以恒，就会成功。

飘然

许多患者经常问我：“医生，您所说的飘然是什么意思？”所以，我或许应该更完整地解释一下。飘然是抗争的反义词，它意味着跟着感觉走，不要有任何强烈的抗拒，你可以想象自己像在平静的水面上浮动着一样，让自己的身体放松，随波逐流。不要刻意控制身体，也不要退缩，尽量放松，让身体处于松弛状态。明白了吗？有些人怀疑：“我怎么能在恐慌猛烈打击的时候做到飘然？”你能做到。你只需耐心等待，不要刻意抗拒，直到恐慌感自己消退，然后继续手头的工作即可。

我此处讲的是让恐慌的时刻从你身边“飘”过去，而有时我指的是你要“飘”过这些时刻。飘然的形式多种多样，你可以想象自己从一个强烈恐慌的时刻飘然而过。虽然形式多样，但殊途同归，精髓是“飘然”这个词中暗含的“顺其自然”。重点在于，飘然就是不要刻意抗争。

虽然不抵抗地等待听起来像无所作为，但它不等同于无动于衷，因为在练习飘然的时候，你其实在准备继续前进、面对和接受。当你这样做的时候，你实际上做了很多努力。无动于衷意味着放弃尝试。一名男患者写道：“虽然威克斯博士说‘坦然接受，耐心等待’，但是我不能再等下去了。我已经等待得够久了，一直什么事也没做！”我从来没有建议什么事也不做。如果保持这种坐井观天的态度，你是康复不了的。

一个年轻女孩描述了她对飘然的体验，这会对你有帮助。她说，有一次当她要进入一家银行的时候，她变得非常紧张、焦虑不安，突然一动不动地待在了原地，似乎要窒息。她试着逼迫自己往前走，但这使她的双腿像粘在了地面上一样，更无法动弹。此时她想起了我说的“飘然”。她说：“我稍微伸出了双臂，想象我在飘，果然起作用了！”

再次尝试的意义何在?

在过去的几个月，我一直指导你们的康复练习，评估你们是否取得进步，并尝试配合你们病情的阶段来安排每一篇日志。如果你们进步的速度和我的那位澳大利亚女病人一样，即正常速度，你们应该准备好了解一下退步问题了。虽然你们中有些人已经敢坐火车，或者独自驾车，甚至最终可以独自去商店购物了，但由于生理疾病、额外的家庭或工作压力，甚至在没有明显原因的情况下，可能会发现自己在康复进程中又退步了，尤其是在刚体验到一点自由行动的喜悦的情况下，这种退步看起来更加要命。你们可能心想："如果做了这一切的努力，结果却退步了，那么我为什么要再次尝试呢？早知如此，我何必做当初的那些努力呢？"

患上神经症是很孤独的

此外，当你在康复过程中退步的时候，家人也比以往更没有耐心了。在他们看来，治疗是很简单的事情，所以他们或许会质问："你为什么不能按医生说的做呢？我们一直在提醒你医生的嘱咐：'不要太关注患病这件事本身！忘记它！'"要是他们理解其中的道理就好了。多年以来一直很有耐心的家人突然发现自己对你的疾病过敏了，他们甚至受不了提及这种疾病。而此时是你最需要他们帮助你克服这些令人失望的最后障碍的时候。对你来说，你对他们的要求其实很少。你只是要求他们再多支持你一段时间，在你最需要他们的时候不要放弃你。

经过这么长时间的努力，眼看康复指日可待，却由于在至关重要的时刻缺乏额外的帮助，一切努力和进步似乎都要付诸东流了。患上神经症是非常孤独的。

成功属于不管出现任何情况都坚持到底的人。除非参赛，否则你没有任何取胜的可能性。可以放心的是，一旦你决定坚持继续努力，即使遇到了严重的倒退，当你决心再次尝试实施康复计划之后，你也绝少需要重新经历最初的痛苦步骤。以往的成功记忆会自动回归，给你再次努力的力量。

所以，不要总是将目前糟糕的表现与过去的成功相比，不要陷入这样的思考误区：“上周我能轻易做到的事情，现在却做不到了！我又成老样子了！”不要让上周的成功放大这周的失败。你只需要将每一次退步看成继续练习的机会即可。

应对自己的内心，而非特定情形

在特别成功的一个月之后，一名女患者计划进行一次外出旅行。之前她还认为这样的旅行极其困难。她计划独自驾车，穿过一条长长的、偏僻又狭窄的乡村小路。她想看看依靠自己最近获得的自信能做到什么事情。我向她解释说，她想测试自己的急切愿望可能使其产生忧虑，再加上之前的记忆，她的这次旅行很可能会以失望告终。这就是为什么我总是强调要学会如何应对自己的内心，而非应对特定的情形。经过不断练习，当你最终可以成功应对自己的内心之后，你会发现所有的情形并无差异。当你审视自己以往的努力的时候，不管处于什么情形，努力本身都是有意义的，不是吗？你所有努力的范围其实很窄，无非是应对自己的感觉，而这些感觉正如我在书籍《焦虑症的自救：从神经系统角度出发治愈焦虑症》和录音中解释的那样，都遵循着一个固定的模式。

特别困难的情形无非是充满许多使你感到恐惧的时刻的情形，这些时刻在性质方面没有太大差异，它们最主要的区别在于造成痛苦的程度不同，而且不一定与当时的情形是否重要有关。事实上，在无关紧要的场合也有可能会出现最糟糕的时刻。当恐慌袭来的时候，这个时刻也随之而来，而当敏感的患者处于特别糟糕的时期时，他感觉到的恐慌强度没有什么差异。将这一点谨记在心，让它帮助你不过分担心任何特殊的场合，或者不必要地担忧特别严重的恐慌袭击。这就是为什么即使在家里也要练习正确的反应准备。学会如何应对自己的内心，可以帮助你应对任何你遇到的情形。

生理疾病与退步

许多生理疾病的症状与神经症的症状一样，例如心悸、虚弱、呼吸不畅、头晕目眩等。经过一场生理疾病之后，患者只要感到轻微的这类不适，就会立即想起自己其他的神经症症状。记忆会引起连锁反应，随着恐惧和失望的增加，患者会发现自己退步了。再加上生理疾病（可能是流感）导致的身体虚弱，康复的希望看似非常渺茫。

你无须自我治疗

如果你愿意，时间和自然会治愈你的疾病。记住，你无须自我治疗。自然已经准备就绪，你只需站在一边别挡路，不设置无谓的障碍，不失望和绝望。你们总是记得带镇静剂（这时候你们的记性多好啊！），为何不一天三次服用一剂“自然”药呢？每顿饭之后告诉自己：“给自然让路，我不能再保持失败主义者的思维，这样会阻碍自然发挥效力。”

所以，切记：

◆ 跟着感觉走。

◆ 不要抗拒，耐心等待，让身体放松。

◆ 如果保持坐井观天的态度，你永远不会康复。

◆ 患上神经症是很孤独的。然而，当你知道还有许多人和你一样经历病痛时，你就不会感到孤单了。

◆ 理解就在你身边。

◆ 学会应对自己的内心，而不是特定的情形。

◆ 所谓特殊的场合，无非是一个让你练习应对自己的内心的普通场合而已。

闪现体验

在我的录音带中，我曾说过最令人烦恼的一个退步就是，当患者觉得自己痊愈了时，恐慌再次袭来。现在，我想在此基础上再加上一些奇怪的感觉，它们通常会在最令人意想不到的时候突然重现。

所谓奇怪的感觉，我指的是很难描述的感觉，例如，突然感到身体散架、崩溃，感到灾难或死亡即将来临，突然感觉焦虑、压抑、恐惧和虚幻，或者感到丧失了自我。这些感觉会随时出现，甚至会出现在一次活泼的谈话过程中，此时患者的精神状况非常好，甚至已经暂时忘记了自己的病情。这些感觉的影响巨大，患者可能在说话或笑的过程中突然停下来，甚至认为自己的康复之路到此结束了，自己再也没有完全康复的可能了。

患者应该学着认识到这些奇怪的时刻无非是闪现体验，没有任何实际的意义，必须静静地等待这些感觉逐渐散去。这些感觉一定会过去，而且如果你不让它们干扰到你，它们就只不过是一些令人不悦的回忆而已，我们所有人经常都会有此经历。大多数患者多年以来体验了不少的奇思怪想，它们在习惯的作用下会重现，患者必须适应这一点。我们在生活中总是会产生各种奇怪的想法和感觉，如果不因此大惊小怪，它们很难被注意到。至少，它们造成的困扰非常有限。

为这些闪现体验寻找存在的理由是一种错误的做法。不要对它们刨根问底，不要苦思冥想，这些做法都是在毫无必要地浪费精力，不值得。至少，对有些处于康复过程中的患者来说，这是遭受病痛的一种自然结果，仅此而已。闪现体验对未来没有影响，所以不要让它们破坏了你正在享受的时刻。做好心理准备，经受它们带来的震惊或绝望，但不要让它们过于困扰你。

康复计划不可操之过急

我们的荣誉副秘书长的信鼓励了许多人继续大踏步前进。然而，还有一些患者，他们认为康复之路太难走了，或者康复进度实在是太慢了。不要因为进度慢而苦恼，更重要的是，不要因为自己的年龄而灰心丧气。不管你已经多大年龄，在你目前的状态下，没有比努力康复更好的过日子的方式了。所以不要为付出的时间心生不满，慢慢来，按照适合自己的节奏来。没有人能加快康复的速度，即使是为了最爱的人也做不到。心急会导致更多压力。当然了，通过畏缩不前或者减少练习次数，患者倒是可以减慢康复的速度。我所说的加快康复速度，是指迫不及待地强迫自己康复。

不要让退步踢你出局。重新站在起跑线上，练习我教给你的方法，这些方法一定有效。审视每一次失败，你会发现在其中的某一个时刻，你没有勇气继续向前。你在病痛的剧烈程度达到顶点时退缩了，没有坚持下去。你再次蜷缩到自己的壳中。不管多么严重，没有任何退步能够阻止你康复，只要你愿意继续前进。行动起来，康复一直在前方等着你。

孤独

我希望和独自生活的患者说几句话，也包括整天自己在家的主妇，尤其是那些丈夫不管不问的主妇。在一些案例中，有些丈夫的确从来不和妻子讨论她们的病情。

在独自生活的情况下，恐惧更难摆脱，因为这样的人大部分时间只能自言自语，而神经症患者尤其不擅长倾听自己的声音。在以往只能自己鼓励自己的情况下，结果往往令人失望。此外，孤身一人的情况下，更容易重复令人烦恼的习惯，因为没有其他事情分神以便改变习惯。

然而，你并非像过去那样孤独。正如我之前提到的，现在你已经开始理解自己的病情。此外，知道仍有许多人像你一样在听取这些日志的建议，也会带给你一种陪伴感。

这种理解可以在一定程度上帮助你放松，缓和你对待自己和孤独的态度，随着你不再过分注意自己的病情，你自然会对外部世界产生更大的兴趣。从长期来看，摆脱孤独的最佳方案是融入人群，为此每个人必须找到适合自己的方式。许多人担心的是，找到意气相投的伙伴同样困难，想到这一点也会令许多患者沮丧。

如果你接受过工作的训练，但还没有勇气离开家去找工作，现在就鼓起勇气，努力找一份工作。如果在工作的最初阶段失败了，也不要气馁。你可能需要经历几个小时的悲伤，然后才能再次适应工作。要愿意尝试，正如我之前所说，除非参赛，否则你根本没有获胜的可能。失败在所难免，但最大的失败是不敢再尝试。

我希望你们每个人都有某种兴趣爱好，帮助你们度过一天的时间。如果没有，试着寻找一些。如果你考虑找一份工作，不要因为被拒半途而废。过一段时间，一定有公司聘用你。

如果你鼓起勇气，终于找到了一份工作，不要因为最初几周的任何经历灰心丧气。在你目前的焦虑状态下，最初的几个星期肯定不会轻松。顺其自然，“跋涉前行”，最糟糕的时刻总会过去。如果你做到了这一点，困难终会消失，你会发现自己逐渐在新的环境下获得了安全感，并最终熟悉、适应。

如果在办公室或家里练习我教的方法，有些时候你会发现自己又变成之前的老样子了，好状态从指尖溜走，只剩失望透顶、疲惫不堪的感觉。这时，等待即可。过一段时间，开心的体验会再次回来，不要强迫自己，或者试图加速找回好的状态。否则，你只会离好状态越来越远。

所以：

- 永远不要让退步将你踢出局。
- 试着不要在痛苦的顶点畏缩，这是最关键的时刻。
- 放松，坚持挺过去。
- 顺其自然，“跋涉前行”，直到最糟糕的时刻过去。

成就必须成为常规

患者会在康复的过程中取得出色的成就，但若想让这些成就变得牢固，成就必须成为一种常规。你可能对此兴趣索然，认为自己进步甚微。然而，如果你将今天自己能做到的事情与1年前相比，你肯定会发现自己取得了一些进步。这些进步可能并非惊天动地，甚至对你的鼓励作用很小，但若想巩固之前的成功，你必须进一步强化这些进步。不要害怕在强化上投入时间，即使它意味着重复做你已经能够做到的事情。每一次微小的努力汇聚起来，就会形成更加牢固的大跳板，帮助你取得更大的成就。

一名女患者最近说："反复去那里有什么用？我知道自己现在能做到这一点。"但是，知道你能做到并不够。如果你过多地依赖以往的成就，你会意外地发现，当下一次你不得不"做这件事"的时候，你将必须重新付出最初的那些努力。重复做目前能够做到的事情是解决这个问题的办法。

我在之前的日志中提到过一名女患者，她不敢"走到"市中心。下面的来信就是这名女患者写的：

"有些人依然受'我做不到'这种想法的困扰，他们可能很想知道我是如何一点点地成功的。我会成功，是因为我决定真正试着接受所有可能产生的感觉。

"从去年 9 月份开始，我一直在尝试威克斯博士的方法，开始试着走出家门几米远。除非感觉极其糟糕，否则我每天都会练习走出家门，逐渐地，我的出行距离越来越远。过了一段时间之后，短距离的步行变得越来越轻松。然而，我没有感到欢欣鼓舞，而是感到闷闷不乐。我并不满足于这一点自由带来的便利，我渴望完全的自由。

"实际上，我的问题现在才开始出现——我无法忍受丈夫离开我的视线，这已经持续很多年了。我每天都和他一起去他工作的店里，这对于一些感到孤独的患者来说可能听起来很棒，但我想说这种依赖阻碍了我进一步康复。我觉得只有一种办法能够让我摆脱这种依赖，那就是找一份工作。当然，单纯只是这个想法就把之前所有的症状都带回来了，但是我必须两害相权取其轻。所以我找了一份工作，参加了面试，尽可能地忍受由此而生的感觉，开始了我的兼职工作。

“最初的几天很痛苦。我被迫和丈夫分离，开始尽职尽责地工作，有时还得负责管理办公室，以至于当我想出门的时候却做不到了。我没有告诉任何同事关于我患病的事。当感觉很差的时候，我就深呼吸，耐心等待，这很有帮助。我告诉自己一切都会过去的，而且事实确实如此。我逐渐觉得外出工作顶多让我感觉有一点不舒服，但我完全能够应对，没有恐慌的感觉了，我的自信因此增强了。

“然而好景不长，9 周之后，我被解雇了，因为他们只需要一个人就能处理所有的事务了。但我一直在想，或许是因为他们认为我能力不足，不像其他人那样能干。随之而来的是康复的退步，我的自信也在一点点地消失，一想到再找一份工作我就感到恐惧万分。之前所做的种种努力，我感觉都白费了。

“我发现，通过像其他人那样工作，大多数的生理症状消失了，而压抑和疲惫依然没变。但是我觉得，在工作的时候感到沮丧和压抑，要比不工作的时候忍受其他所有症状好得多。现在由于我整天待在家里，旧病复发，之前的所有感觉很快又淹没了我。最后我意识到，我必须再找一份工作。这次我参加面试的时候，不再关心是否被录用了。这肯定也是一种形式的接受，因为我能够诚实地回答我并不紧张。最后，他们录用了我。

“我再次开始工作，令我意外的是这次我没有感到很糟糕，之前的努力开始见效了。我现在已经工作3周了，虽然我依然感到挺累，甚至会感到轻度压抑，但是我坚信这些感觉会过去。通过迈出这一大步，我发现自己可以更轻易地做一些小事情了。正常的行动让我的感觉也变正常了。我发现，光想不做比实际行动的危害大多了。我现在甚至有点欢迎各种感觉的到来了，因为这样我就可以接受它们，看着它们慢慢消失，这让我朝着能够应对自己内心的目标又迈出了一步。祝你们好运，放心尝试吧，付出一定会有回报。”

一名男患者写道：“自从开始接受您的帮助，我找了一份需要很强的责任心的工作，但是我感觉自己并没有因此康复，反而产生了巨大的恐惧。”

在此阶段，这名男患者应该调整心态，暂时接受恐惧的来袭。正如我反复强调的那样，恐惧已经困扰你很久了，你怎么能指望短期内就可以把它彻底忘记呢？甚至微不足道的一些想法就会引发恐惧，在这样的情况下，这名男患者怎么能如此快地摆脱恐惧呢？

恐惧对他来说暂时是正常的反应，如果他能接受这一点，而且继续在这种反应存在的情况下工作，而不是立刻认为由于这种反应他无法康复，那么他的这种接受态度会使其敏感性逐渐降低，过一段时间之后，他就能想象自己即使受到了惊吓，也不一定会马上感到害怕了。这并不意味着如果做到这一点，他就再也不会感到严重的恐慌了。他当然还是会体验到恐慌感的。但如果他愿意每次都应用同样的方法度过恐慌的时期，恐慌最终将失去像现在这样完全控制他的力量。这个过程需要时间。

他承担了需要更负责任的新工作，此时的他尤其脆弱。他非常想保住现在的工作，因此可能经常对自己目前的感受很焦虑。恐惧最喜欢侵袭处于这种状态的患者了！他也应该明白这一点，暂时不要对自己期望太多。

次级恐惧从不会不请自来

有些人认为有时自己并没有吓唬自己，恐惧会不请自来，而这就是他们很难康复的原因。的确，初级恐惧有时确实看似无缘无故就闪现了，但是次级恐惧（患者在初级恐惧基础上叠加的恐惧）从来不会不请自来。

这就是为什么我教你们耐心等待，学会在当时恐惧的情况下照常让身体发挥功能，而不是焦虑地想摆脱恐惧。治愈不一定意味着摆脱恐惧，而是愿意在恐惧产生的时候应对它，并且愿意让时间发挥作用，静待恐惧自己退去。请相信我，随着时间的流逝，恐惧自己就会消散的。你只能加快它消散的速度，但无法彻底消除它。

急忙跑回自己的安全区

当恐惧不会让你急忙跑回自己的安全区时，真正的治愈过程就开始了。当你第一次发现恐慌并不是什么天大的事情时，你可能会感觉有点奇怪，可能会被自己新发现的意义惊吓到，然后，恐慌理所当然地再次突然控制了你。天上不会掉馅饼，只有时间才能让患者在想到恐慌时逐渐地不再产生敏感反应。时间依然是康复的关键，而且如有必要，患者还必须愿意反复经受恐慌。但是要永远记住，“愿意”（自由地反应）是关键。

低程度镇静

一名女患者写道：“当我处于较低程度的镇静状态时，我被焦虑的感觉搅得心神不宁。”

在镇静程度低的时候感到的焦虑实际上包含两种感觉：一种是不安，通常伴随着镇静剂效果的衰退而出现；另一种是患者感到的焦虑，因为他意识到镇静剂的效果就要消失了。他知道什么时候会出现这种感觉，所以焦虑地等待那一刻的到来。只要再吞下一片镇静剂，他马上就感觉好多了，甚至药物还没有在他的胃里溶解。

对低程度镇静的焦虑与低程度镇静本身一样，对患者的身体产生重要的影响。我在此再次强调，如果患者愿意给自然一个机会，那么自然会弥补低程度镇静的效果。记住，自然一直在试图将你的身体调整回正常状态。这是大自然不断的追求。如果我们把任务转交给自然，怀着接受的态度耐心等待，那么低程度镇静导致的焦虑不安肯定会逐渐消失。焦虑不安虽然是一种令人烦恼的感觉，但并无大碍。如果你不因为受到刺激就焦虑不安，这种感觉总会过去。患者应尽可能地了解次级恐惧。一名女患者的医生停止给她开镇静剂，她这样写道：“在停药的最初阶段，我的确出现了脱瘾的症状，这让我很难受，但 4 年来我一直在服药，出现这种感觉很正常。由于我的身体不再适应经常服用镇静剂，所以我发现现在自己只需偶尔服用半片药，就能马上平静下来。”如果你愿意，自然会很好地发挥作用。

我无意弱化停用镇静剂后的脱瘾产生的影响，也不是要求你们停止服用镇静剂，你们有些人暂时还需要这种药物的帮助。在我看来，如果你在服用镇静剂，在能够活动自如之前，不要减少剂量。随着情况好转，你会发现自己偶尔会忘记服药，这是一个好信号。

当然，有些人无论白天或晚上都服用大量镇静剂，不断产生的疲惫感和可能出现的压抑感或许是由镇静剂引起的，不像他们现在认为的那样，是“神经性”的。在这种情况下，患者有必要和主治医师确认一下。

第13章
日志五

之前的几篇日志主要是针对没有取得很大成功的患者的。现在，我将注意力转到康复过程良好的患者身上，因为最近有一些关于治疗恐惧症的错误信息。我想再次强调一下，恐惧症，包括广场恐惧症，完全可以被治愈。

特殊鼓励

成功必须依赖医生的治疗和患者的配合，缺一不可，而治疗的关键是教会患者敢于到自己体验到恐惧的地方，不仅能理解恐惧，而且知道如何应对恐惧。

广场恐惧症的特殊性

应对一些具体的恐惧，例如害怕动物、黑暗或雷电，与应对害怕离家独自旅行截然不同。例如，经过训练，人们在看到或想到蜘蛛的时候逐渐不再感到恐惧，因为这种恐惧与人自身是分离的。广场恐惧症却不同，这是一种对恐惧自身的恐惧。如果你害怕蜘蛛，你害怕的是蜘蛛的样子和它给你的感觉，害怕它会咬你，甚至害怕自己对蜘蛛的想象。但如果是广场恐惧症，你害怕的不是学校礼堂、餐馆、火车、地铁，它与你对蜘蛛的恐惧方式不同。让你恐惧的不是具体的地点，而是你在这些地点体验到的恐惧的感觉和其他感觉。你害怕的实际上是你身体内部产生的感受，你害怕自己不能应对这些感受，以及它们可能导致的情况。我在此强调，广场恐惧症确实有其特殊性。所以，如果用治疗其他恐惧症的方法来治疗广场恐惧症，结果肯定是令人失望的。广场恐惧症需要专门的治疗方案。

勇气不是他们的强项

根据报告，我们荣誉副秘书长的信对许多患者帮助颇大，因为她说勇气并非她的强项。许多人因此深受鼓舞，因为他们觉得，如果她能做到，他们也能做到。这些患者内心觉得勇气也并非他们的强项，但从荣誉副秘书长的经历来看，他们仍有机会康复。

走出家门，面对令你恐惧的体验，这的确需要勇气。但是我想向大家说明的是，如果你们采取正确的态度，即通过理解而接受，在生理规律的作用下，你们会磨平恐惧之刃，即使无法立即做到（有些人可以马上做到），至少也会逐渐做到这一点。实际上，如果能认识到这一点，那么当你真正接受之后，你不需要很大的勇气就能面对袭来的感觉。相反，如果攥紧拳头、处于高度紧张的状态下，那么你就需要更大的勇气才能面对自身的感觉。

我教给大家的方法是有力的防御武器，因为这是自然之法。本日志中的一些报告显示，有些很多年不敢旅行的读者，通过使用这个方法，现在可以自由地在国内外旅行。

有些神经症患者被认为康复“希望渺茫”，被诊断为“慢性病患者”。在第一次面诊的时候，就看到患者带着一摞厚厚的病历，其中还包括其他诊所出具的令人沮丧的病情报告，接诊医生肯定感觉不轻松。但患者此时正坐在医生旁边的椅子上，这说明他仍有一线希望，如果医生也能找到一些希望，患者仍然有痊愈的可能性。我有时发现，正当我觉得某个患者进步的可能性很小的时候，他却显示出真正理解的曙光，而且第一次取得治疗的进步。患者和医生都需要保有希望，这非常重要。希望并不仅仅是一种态度，也是一种行动——朝着康复迈出的积极的第一步。

如果你想康复，你就能康复

真正的潜力在于对康复的欲望。换句话说，如果你想康复，你就能康复。所以，不管你觉得自己之前的治疗过程如何失败，如果你依然想被治愈，你就有潜力。不管你如何想，也不管家人或他人如何想，潜力在你身上，谁也拿不走。当然，如果有人帮助，你会康复得更快。可惜的是，许多患者只能独自依靠书籍、日志和录音带治疗。我希望能亲自帮助到每个人，但这是不现实的，患者有时必须靠自己。相信自己，你能做到。

不要等待，立刻行动，这样才能恢复信心

有些人可能会说："我知道威克斯博士的意思，但我就是做不到。"这种想法是不对的，所有人都能做到，当然也包括你。不幸的是，以往的失败对你的打击太大，让你心灰意冷，所以你现在只等待信心自己恢复。不要等待，请立刻行动起来，因为只有当你开始行动，做你认为自己不可能做到的事情时，信心才会恢复。即使开始的时候收获很小，甚至几乎感觉不到，但这依然属于行动的成果，而信心正是建立在行动的基础之上的。你可以坐在家里，想象自己正在做这个或那个，正如我在"正确的反应准备"一节介绍的那样，但除非你将想象付诸行动，否则世界上所有的设想都不会带来信心。

行动很重要，知道自己如何做到同样很重要。现在的一些治疗方法旨在让患者适应行动，尤其是旅行，以此压制恐惧。但是依靠这种方式形成的适应，能够让患者充满信心地行动

吗？突然之间，一种景象、声音、气味，任何可以唤起患者回忆的东西，都会让他们再次恐慌。他们知道如何应对恐慌吗？我保持怀疑。

这就是我要教大家难一点的方法——经历恐慌，获得宁静——的原因。由于是更难一点的方法，所以有些人认为自己一直在失败。如果你觉得自己一直在失败，不要怪罪自己。我的方法对大家的要求很高，但最后的收获值得你付出那么多努力。最终，大家将具备应对恐惧的信心，但这需要时间，所以鼓起勇气吧。

大家的报告有些尤其令人欣慰。他们承认自己还会退步，但是正在学习如何应对。如果患者一直通过药物或暗示安抚情绪，以此毫不费力地取得进步，当他们面临退步的时候，会茫然不知所措。

我想就“药物”阐明几点。从反馈的报告来看，有些人似乎认为我不赞成使用镇静剂。其实不是这样的。我在最开始就提到，如果你的敏感程度比较严重的话，那么你就需要足够的镇静剂帮助你缓和过度的敏感反应。此时，你需要向医生咨询确认。

他可以借助一点镇静剂的帮助

在我的行医过程中，如有必要，我会开镇静剂，然后逐渐减少剂量。有一名日志的订阅者换了一份需要负更多责任的工作，他说虽然他感觉状态不错，但他白天仍需要镇静剂的帮助。他补充说，他觉得我听到这个消息后会感到失望。其实不是这样的，我并不指望他在这个阶段就能不再需要镇静剂的帮助。他可以借助药物的帮助，直到更加适应新工作。我对恐慌有足够的了解，知道突然断掉镇静剂带来的影响。所以，虽然有时需要一点药物的帮助才能平静下来，但是他依然有机会练习独自应对恐惧。让他在完全没有额外帮助的情况下忍受新工作带来的压力，这并没有意义。凡事须有度，对待镇静剂的态度也是如此。关于镇静剂，我没有硬性规定，但大家必须在医生的指导下使用。

“我不知道自己是怎么痊愈的！”

有的神经症患者没有经过任何特殊的治疗，仅随着时间的流逝自然就痊愈了。他们经常说：“我也不知道怎么回事，慢慢就好了。”我总是为这样的人感到担心，因为一旦情况让他们再次敏感，陷入恐惧之中时，他们只能祈祷像之前那样赶紧摆脱恐惧的困扰。他们经常生活在恐惧的阴影之下。如果你认为我的方法很难学，那么你应该感到高兴，要明白一旦你克服了这个困难，它将成为你以后生活的力量。

找一个理解恐惧的人

一名女患者在报告中写道："自从1944年以来，我的状态就时好时坏，所以我不指望一下子就能痊愈。回顾过去的一年，我自己都能看到病情好转很多，我现在敢自己开车去购物了。你无法想象找到一个真正理解恐惧的人是多么令人高兴。我之前觉得找不到这样的人，而一个能够对我的经历感同身受的人对我的帮助非常大。让人们明白我因为肥胖而体验到的糟糕的感觉就更加困难了，但我没有刻意减肥。事实上，我还会增肥。除了偶尔脸色苍白之外，对于不了解我的人来说，我看上去挺健康的。

"我发现极度的精神疲惫可能是最难应付的。我经常觉得，如果我把以前的力量找回来，我就能更好地完成康复计划。我依然害怕（准确地说是恐惧）离开家旅行，例如去伦敦度假。然而，第二年我就觉得我将能够做这些事，即使可能还会感觉有一点不舒服。我必须搏一搏。我依然感到头晕，这是让我患上神经症的初因。然而，通过练习飘然和等待，我现在能够应对头晕和失去平衡的感觉。现在，我感到自信又回来了，这种感觉超级棒。"

在精神疲惫之前，你还会体验到众多其他情绪导致的痛苦。精神疲惫通常是患者最后才经历的症状，但也会消失。

所以，谨记：

◆ 理解之后的接受态度会磨平恐惧之刃。与生硬地前进相比，真正接受带来的进步需要更少的努力和勇气。

◆ 希望还是一种行动，而不只是一种态度。

◆ 如果你想康复，你就能康复。

◆ 每个人都能做到，你也不例外。

◆ 如果你开始做之前认为做不到的事情，自信就会回来。

◆ 经历恐惧，获得内心的平静。

穿戴整齐地坐着

另一名女患者写道："我能够独自走一小段路，而且发现如果我能在心血来潮的时候做到，感觉会好很多。穿戴整齐地坐着，并尝试下定决心，正是这些事情使我逐渐紧张。随着夜幕降临，我打算在黑暗中走得更远些。我在外出散步时遇到的最大问题是我怕别人看着我，尤其是当我不得不立刻掉头回家的时候。我说服自己，从外表看，我与其他人没有什么不同，但是内心的感受依然挥之不去。

"我能够克服这种恐惧。现在，我只需坐下，等待。最近，一个好心的邻居给我打电话，问我是否愿意和她一起去商店。虽然之前我只与丈夫外出过，但是我仍然想答应。然后，我就和邻居一起去了商店，彻底地享受这个过程。这在6个月之前的我看来，完全是不可能的。

“在外人看来，这些可能都是微不足道的小事，但对我来说意义重大。”

我再次读这封信，看还能帮这名女患者做些什么。当然，她的问题主要在期望。当她有所期望的时候，她应该这样对自己说：“等待是一件糟糕的事，我能应对等待，难道不能应对外出吗？”

并非只有神经质的人才会在旅行的时候感到担忧。如果某个人与朋友在一起感到很开心，或者不情愿离家度假，那么在启程的当天或前一天，他也会感到一丝令人不悦的恐惧。我将这些感受称为“启程忧虑”。如果一个人长久以来已经习惯了待在家里，必须离家远行，甚至只是要到家附近的某个地方去，出发的时候都会自然地感到忧虑。离家去任何地方都会让他们感觉像背井离乡一样，但这并不意味着他们都得了神经症。

等待是最令人厌烦的体验

如果大家有机会进行一次心血来潮的旅行，那就去吧。如果在离开之前必须等待，要明白等待是最痛苦的经历之一，因此你很可能会感到焦虑和不安。但是，如果你能顺利度过等待的时间，正如我教你的那样，你将完全有希望应对其余的事情，这足以让你感到欣慰。你独自外出的经历还不够多，你取得的成功还不够多，所以你还不能在没有强烈期望的情况下走出去。

怎样才能在毫无期望的状态下外出呢？时间——更多的时间，更多的行动。这就是答案。

期望是克服外出恐惧的最后困难之一，而时好时坏的状态对期望的帮助不大。

很自然地，那名女患者感到人们在她掉头的时候盯着她看。我们在刚走出家门的时候，如果想起忘了带某个东西，或者忘了关煤气，然后突然掉头往家走，都会感到自己有点傻。所以，你们认为是疾病的表现，其实是当时状况下的正常反应。你们太在意自己的每一次行动、每一次思考，于是你们给自己设定了一种行为标准，但是其他人对此可能想都不会想。所以，如果你“感到滑稽”，认为别人在注意你，不要再烦恼了。看到某人突然掉头，对路人来说毫无意义，所以你也不要对此大惊小怪了。再次转身，但这次要朝着正确的方向。

一名男士代表妻子写道：“我晚上在床上读这本书给妻子听。2个月之后，她身上发生了显著的变化，她的态度改变了。然而，她还没有完全自由，因为她发现自己依然很难与别人交往。”

与人交往对神经症患者来说尤为困难，这不一定是因为他们天生害羞，而是由于疾病，他们试图同时做两件事情：他们要努力聆听别人说的话，以便给出一些合理的回答；与此同时，他们也在仔细地倾听自己内心的想法——由于信心太少、头脑困惑和处于这种令人烦恼的场合而感到糟糕透顶。

这种双重角色使他们感觉自己是两个人，一个人在努力地说，而另一个人在旁边听着。这对任何人来说都不轻松，对于神经症患者来说更为恐怖，因为一点点刺激就能使他们焦虑不安、困惑迷惘。这样的人不愿与人交往有什么好奇怪的呢？然而，对信中提到的那名女患者（以及像她一样的人）来说，重要的是要耐心地多次经历这样不自在的体验，这样才能最终对别人的谈话更感兴趣，而不是关注自己的感觉与想法。换句话说，直到她能表现自如。

准备好感觉不自在

我希望这番解释能让你们有勇气走出家门进行所需的练习，对一些令人烦恼的反应做好心理准备，例如感觉不自在，谈话的时候心不在焉、尴尬难堪，甚至感觉游离在另一个世界，有时给出一些奇怪的回答。但同时也要知道，不仅你有这种体验，许多人也有同样的体验，所以经历这种体验是康复过程中必不可少的一部分。不管康复过程多么出乎你的意料，当你认识到在每个阶段都有很多人与你一样之后，也就不会感到奇怪了。

康复本身没有什么神秘的地方，你也不是在孤军奋战，没什么值得大惊小怪的，所以你完全能够经历这种体验。很多人通过这种方法康复了。要想自然地与人交往，除了先经历与人交往的艰难过程外，别无他法。

重复会建立病情的固定模式

神经症的很大部分与疲惫地做同样的事情，遇见同样的人，重复同样的常规有关。重复可以轻易地为你建立起病情的固定模式。患者会几乎不由自主地重复同样的表现，甚至是已经取得的进步，当经常重复的时候，这些表现与进步似乎也成了旧模式的一部分。走出家门，认识新的人，开阔眼界，获得一些新的谈资，最重要的是拥有新的思考内容。这会让你重新精神振奋，使病情的旧痕迹得以淡化，让你在再次面对这些旧状况的时候不再痛苦不堪。

切记，失败也是康复过程的一部分。我还没有见过不经历失败就痊愈的患者，所以，不管你感觉自己多么失败，你依然和大多数人一样处于康复的过程当中。康复依然在前方，等待你的到来。

有许多来信可以激励大家，我想在此与大家分享。这是一封令人鼓舞的来信："我们今年度过了一个精彩的假期，而且我刚刚搬了家。我现在可以随意地走动，不需要服用镇静剂。如果我对某次旅行感到有点担忧，我就把您的日志或书放在随身的包里。如果恐惧来袭，我会继续做手头的事，知道这时的感觉不重要，早晚会过去的。"这名患者真是太棒了。

另一名女患者写道："通常情况下，我能克服这些可怕的症状。现在我更能轻松地将其抛在脑后了。多年来最困扰我的问题是神经紧张，它使我每天都感受到不同部位的肌肉酸痛。除此之外，我与之前相比获得了令人惊讶的进步。我相信，终有一天我会战胜疾病的。”我肯定她能做到。

一名开心的母亲写道：“今天是10月1日，对我来说这一天是历史性的。经过12个星期的驾驶学习，我今天早晨独自将车开出了车库，下午第一次去学校接放学的儿子回家。我当时紧张不安，对自己说：‘加油！你好不容易走到这一步，不能放弃！’于是我鼓起勇气，最终做到了。我从来没有服用药物，所以我必须依靠自己的力量和这些文章的帮助。这就像征服珠穆朗玛峰一样困难，但是我知道自己现在能做到。”

所以，请谨记：

◆ 启程忧虑是正常的。不愿意离家远行的人并非都是神经症患者。

◆ 如果你能处理好等待，你就有能力处理其他的事情。

◆ 紧张的期望是最后需要经历的体验之一。

◆ 很多神经症症状其实只是当时状况下的正常反应，但是被极度放大了。

度假后回家

成功地离家外出度假之后，你可能害怕回到受约束的旧生活轨迹。这些受约束的生活轨迹，意味着你不仅给你的活动范围设置了障碍，使自己无法走出这个范围，而且设置了思想的障碍，就像精神街区，使你的思想局限在这个范围内。你被思想的习惯限制在已经遵循了很久的旧规则中，所以当你回到家之后，很容易将自己的活动局限在熟悉的轨迹之内。这一点无可厚非，因为回到熟悉的家之后，你会马上想起之前的老模式，它会使你缴械投降，削弱你的意志，使你不敢扩大行动和思想的范围。

离开家之后，你沿着新轨迹活动，看到新的景象，遇到不同的人，听到新的声音。这些在你的脑海中留下新的画面。在新的场地打高尔夫球，游泳，散步，意味着全新的记忆画面。你会产生不同的感受，因为你已经完全不一样了，摆脱了之前单调的灰色重复。

随着回家的时间临近，有些旧烦恼很容易再次出现，这一点可以理解。不要马上变得灰心丧气，认为这次度假对你毫无益处，你再也无法摆脱疾病了。放弃新发现的自由感是非常不容易的，经过多年以来像在鸟笼中的束缚之后，这可能是你第一次品尝到自由的滋味，因此你很难袖手旁观，眼看着它溜走。

此外，你感到失望，因为你意识到如果假期时间能再长一点，你就能巩固已经取得的进步。除此之外，你刚刚品尝到自由的甜美，一想到回家之后必须面对受束缚的旧模式，心里肯定不好受。这就好像鸟儿刚在笼子之外自由飞翔了几天，又要被关到笼子里面去。

振作精神。在你经受了回家之后的第一轮打击之后，部分新发现的自信会回到你身上。当你回家之后，如果旧病复发（甚至在回家之前收拾行李的时候就有可能复发），不要立即想“度假有什么用”，怀疑自己再也无法康复了。大多数患者会有这种疑虑。康复是一种全新的体验，而且旧的习惯和记忆总是伺机让你陷入灰心丧气的深渊，所以你肯定会误解，做出错误判断。

仿佛进入脱水机

当你回家之后，不管陷入了多深的病痛之中，你都要继续努力。一定要记住，这种折磨人的感觉终会消失，尽管你当时觉得自己再也不可能康复了。不管当时的挫折看似多么深刻、多么悲惨，记住它们都只是暂时的，是康复过程的一部分。

你要有勇气想：“即使我必须再次经历终极痛苦，也尽管放马过来吧！”你经历过终极痛苦吗？阻止你体验终极痛苦的恐惧，就是阻碍你从神经症的世界跨越到康复的世界的恐惧。所以，在回家的时候做好理解和意愿方面的准备，勇敢面对熟悉的旧场景可能带来的任何记忆，并且认识到这些记忆及其引发的恐惧也是康复过程的一部分。

试着记住：

- ◆ 你被思维习惯禁锢了。
- ◆ 不管陷入了多么深的病痛中，这种体验终会消失。
- ◆ 迎接终极体验的到来，这样做，所有的痛苦终将消失。
- ◆ 挫折及其引发的恐惧都是康复过程的一部分。

第 14 章

日志六

许多读者想让我讨论一下抑郁。虽然你们可能没有意识到，但你们实际上想让我讨论的是“消耗”，因为神经紊乱的人经历的抑郁，通常是基于身体的消耗，这种身体的消耗是由长期遭受焦虑的痛苦造成的。

抑郁（消耗）

身体的消耗不仅取决于患者病情的持续时间，还取决于病痛的程度。宝贵的资源都被耗尽了，结果就是心有余而力不足，或者无心做任何事。有时做事的欲望转瞬即逝，一会儿很强烈，一会儿又消失了，所有这一切使得正常的生活似乎无法忍受。

“如果他愿意，他就能好转！”

据说，对于许多神经症患者来说，只要他们愿意，他们很快就能康复。不要太在意这个论调。我负责任地说，尽管对少数人来说确实如此，但对大多数人来说并不是这样。至少，当一个人精疲力竭的时候，是绝对无法康复的。从表面上看，这似乎是因为他不想做出相应的努力。即使提前几天或几周进行预约，对他来说也似乎是不可能做到的事情。接受周三共进午餐的邀请，对他来说更像是威胁，而非享受。即使有周三赴宴的愿望，也是转瞬即逝，赴宴前几天令人恐惧的期待导致更多的压力，因此耗费的精力更多，最终不要指望他还有如期赴宴的愿望。所以在周二的晚上，他会想各种理由取消第二天的约会。随之而来的是深深的懊悔和困惑，他多么想再次过上正常的生活啊！如果他的朋友说“今天过来吧”，患者可能还有机会鼓起勇气赴宴，即使内心依然焦虑动荡。对于消耗型的人来说，提前计划要求太高了。

对神经症患者来说，打包行李外出是最困难的任务之一，但困难的不是如何打包行李，或者如何关上行李箱盖。当然，如果别人能帮忙打包，甚至是孩子来帮忙，那就更好了。真正困难的是，启程前许多天就得开始打包。这看似多么不可思议、难以解释，又是多么难以忍受啊！它导致巨大的内疚感，以及亲朋好友的不理解。

“走吧，妈妈！”

消耗是神经症最令人泄气的体验之一，它难以理解、难以应对，而且有此感受的人需要很多的同情。不幸的是，这对家人的影响也很大，他们生活的乐趣也受到影响，他们本身也需要同情，因此很难再去同情患者。绝望的家人会说：“医生，我能说什么？我的所做所言似乎都是错的。”一名丈夫可能会说：“妻子对我的厌恶与日俱增，对此我实在无法理解。她之前是多么爱我啊，但现在她对我很不友好，这正在侵蚀我们之间的感情。我要做些什么才能改变这种状况呢？”

必须停止这种恶性循环。很少有家庭能够以正确的方式应对这个问题。这怎么能怪他们呢？他们又不是医生。他们很可能会说“走吧，妈妈！一起去看望杰西阿姨”，或者“一起去和约翰逊夫妇玩扑克吧，这对你有好处”。母亲可能鼓起勇气去了，但这只起到短暂的有益作用，回来之后可能比去之前更疲惫和泄气了。这会让家人很失望，但更失望的是母亲。不幸的是，治疗神经性消耗需要几个月的时间，任何操之过急的做法都有害无益。

患者经常将消耗称为“精疲力竭”，它的确接近精疲力竭。我说“接近”，是因为不管我们觉得自己多么疲惫不堪（不管出于什么神经性的原因），我们都不会彻底地精疲力竭。如果火警警报响起，我们肯定有力气跑下楼梯。然而，消耗型的人经常认为自己已经彻底精疲力竭了。

如果你正遭受此类病痛折磨，可以想象自己的身体只是暂时消耗过度，而不是抑郁，明白它早晚会通过给情绪电池重新充电实现自我治愈，你只需要保持希望即可。

胸口仿佛被马蹄踢中

看一看四周的人，他们中的大多数并没有获得比你多的帮助，但是他们仍然很享受生活。那么你为什么难以享受生活呢？这是因为你平常的重要反应很弱。你要么毫无感觉，要么感觉胸口或腹部有一种沉重紧迫的压抑感（像被马蹄踢中一样），这种感觉不断增强，以至于抑郁不断循环，导致更大的疲惫感、更多的消耗，结果使抑郁不断增强。没有比抑郁更令人抑郁的了。

消耗会以多种奇怪的方式影响患者。任何只是稍微令人不愉快的事情在一个消耗型的人看来，都是无法忍受的，所以即使在最轻微的紧张体验之前，他们也会颤抖不已。此外，之前顶多算奇怪的东西或事情，例如一个普通的木雕像，在消耗型的人看来却显得有种令人不安的荒诞。他们对微不足道的东西或事情——比如木雕——的反应被放大了，但对更重要情形的反应似乎被削弱了，甚至缺失了。

当你把抑郁理解为消耗（极其疲惫）的一部分，把它当作一种身体状态来接受，并且准备好（非常困难！）让自己的情绪电池重新充满电时，你就可以进行自我鼓励，并且感受到这种鼓励对你的重大意义。你几乎能感觉到自己将自己提升到了一个更高的水平，尽管你依然会有消沉、疲惫的感觉，但你会感觉自己的状态更稳定了。自我鼓励的意义开始变得重大，这的确是康复过程中的一大进步。在抑郁状态严重的时候，患者感觉从别人那里获得的帮助比自我帮助作用更大，这就是为什么患者经常极其渴望从家人或朋友口中听到体贴的、有用的话。如果说得恰逢其时，鼓舞人心的话会像结实的拐杖一样牢固可靠和值得信赖。

万家灯火点亮之后，精神兴致也会提高

关于抑郁，其中一个令人困惑的方面是，当患者感觉自己已经完全康复了之后，这种感觉偶尔还会死灰复燃。例如，仅仅在一次小小的失望之后、一种轻微的忧郁气氛中、轻度的压力下，抑郁这头怪物就又会开始张牙舞爪。患者觉得自己的精力储备还不足以承受这些体验。此外，我们任何人都有感觉自己的生活索然无味的时候。傍晚是人的情绪容易低落的时候，尤其是以前家人都在此时回家团聚，现在却天各一方。然而，随着万家灯火点亮，夜幕降临，人的精神兴致也会提高。所以，不要因为黄昏而过度沮丧，想一想千百万人此时其实和你有着同样的感觉，这样你就不会感到太孤单。

有些人的消沉状态非常严重，以至于他们需要彻底的休息，这时我建议服用镇静剂，剂量不用很多，足够让患者在接下来的一两个星期能正常做一点事情即可。如果经过充分的治疗并且患者愿意接受，严重焦虑的消耗状态也不会持续很久；要是周边的环境能够分散他们的注意力，或者给他们提供一些鼓励，这种状态持续的时间就更短了。不幸的是，尽管家人可以很努力地鼓励他们，符合这种条件的环境却很难找到。

“经过这么多努力之后，我想看到自己能从容做事！”

如果能得到充分的治疗，只需 1 个月，患者应该就能够从容做事。有些患者可能会想：“经过这么多努力之后，我想看到自己能从容做事！”但其实他们仍感到自己在被迫继续工作。在此需要声明，我现在讨论的只是少数病情极其严重的患者，大多数人虽然在来信中对抑郁和疲惫抱怨不已，但依然能够胜任日常的工作。如果你处于这种状态，要明白这是一种身体状态，它的出现部分是因为你像挤压一个旧电池，想使其继续供电一样来逼迫自己。记住这一点对康复很有益。如果你不想花费精力与朋友打扑克，那就不要勉强，也不要因为未能赴约而感到内疚。但是，你必须具备朝着康复勇往直前的态度。我只是建议不要做某些努力，并不是建议不做任何努力。另外，要尽可能乐观地等待，不要强迫自己，这样比不断地驱使疲倦的身体更有益。我在此用了“不断地”这个词，是因为除非你不时地努力做一些事情，否则你会很快失去做事的信心。我知道对神经症患者来说，判断哪些是值得做的合理的事是很困难的。这么说吧，不管你想做什么，如果你愿意而且能坚持不懈，那你所做的就是合理的事。

自然的恩惠

从日常生活的琐事之中发现兴趣，这种活力是我们人类的天赋，我们每个人身上都有。不要受暂时的精疲力竭的误导，感觉日常生活索然无味。当我们健康的时候，甚至去看一看水管工是否在尽职干活也是很有趣的一件事，而不是一种负担。这是因为在正常状态下，日常的普通生活不再是单调的、压抑的。谨记这一点，准备好度过每一天（尤其是早晨的时刻），对自己说：“我的活力储备比较少，因为焦虑耗费了身体的很多精力，情绪储备消耗过度。但即便如此，如果我愿意，身体依然可以自我治愈，这是自然的恩惠。”

这一点说起来容易，但认真做起来难，尤其是患者的情绪瞬息就变——希望，绝望；再希望，再绝望。他们还能恢复正常的生活状态吗？能。但是随着患者的康复，有时很难确认有多少“不想做”已经变成了一种懒惰习惯，又有多少真正是由于消耗在作祟。极端的消耗会导致明确的症状，只是它很容易被感知和识别为一种身体状态。随着消耗的感觉缓和，压抑感逐渐消失，患者可以轻易地做明显有趣的事情，但依然提不起兴趣做令人不悦的事情。有许多事情我们不喜欢做，比如写信、修理物品、买某些东西、给某些人打电话、付账单等，于是我们尽可能地拖延。此处所说的强烈的不情愿，只不过是一些被放大了的正常的意愿表达。任何事都不会突然变得有趣，也不会毫无半点趣味可言。因此，走出消耗状态，应对日常枯燥的工作并非易事，但必须做，这样患者才能逐渐感受到日常生活的意义。

相信储备的活力会带来奇迹

所以，试着不要让消耗带来的抑郁完全控制你，相信储备的活力会带来奇迹。例如，当你等待康复的时候，如果你发现自己只能做少量阅读，然后就感觉心不在焉，那就只做少量阅读吧。如果你发现自己难以和别人交谈，对他们说的内容毫不感兴趣，也不要因此苦恼。这种感觉也会过去，你不需要责备自己，因为有些谈话本身的确很无聊。将自己的状况想成是消耗造成的疲惫，而不是抑郁，这对你很有帮助，因为尽管这会让你很难理解摆脱抑郁的方式，但至少能帮你理解身体是如何给自己充电的。

有些人在抑郁的时候经常挑食，但真正精疲力竭的人一想到食物就反胃。消耗是一种生化方面的紊乱，所以在恢复的过程中，摄取适当的营养很重要。此时，我建议大家与医生讨论一下服用什么样的滋补品，例如维生素，如有必要，也补充一些铁元素。不要养成补铁的习惯，当你需要的时候，医生会告诉你。如果你只是挑食，那你可能需要补铁。

轻微的牙龈感染

此外，消耗型的人可能有口臭，从而导致食欲降低。这可能是由于轻微牙龈感染，或者牙齿间隙感染。多注意口腔卫生之后，情况通常会改善，例如饭后刷牙，用牙线清理牙齿，定期去看牙医进行检查和专业清理。

消耗型的人有时会缺钙，所以最好多喝牛奶，每天至少应该喝 0.5 升。如果你无法吃太多固体食物，可以吃一些鸡蛋羹。

她离开家之后像变了一个人

有些人在家的时候很抑郁，但出门之后可能很快会摆脱这种状态，只是在想到要回家的时候才再次变得抑郁。当情绪能量储备很少的时候，情绪很容易受到环境的影响。离开家的时候，由于周围有不同的刺激，所以精神状态相应地改善。人此时就像一面镜子，周围的环境通过这面镜子反射自己，所以患者在外面的时候感觉很不同，甚至不感到疲惫。这样的人需要改变在家的日常习惯，甚至每周有几天只工作半天也会带来奇迹。这样，在家的日子可以被视作完成必要工作的机会，不再是一段无聊的、煎熬的时间。如果是女患者，收拾一下厨房会有帮助，毕竟这会花很多时间。

此外，如果能够做到，离家外出工作（我并没有忘记有些读者觉得出门还很困难），这会让你打开新的思路——哪怕只是不喜欢公司打字员的新发型。如果你是广场恐惧症患者，努力让自己的生活发生一点变化。至少把自己的状况想成是消耗性疲惫，而不是抑郁。

所以：

- 想象自己仅仅是暂时的消耗性疲惫，而非消沉、抑郁。
- 如果愿意，你的情绪电池会逐渐自我充电。
- 尽可能乐观地等待。
- 任何事都不会突然变得很有趣。
- 相信储备的活力将带来奇迹。

生活的变化（更年期）

关于更年期的著作可谓多如牛毛，我似乎没有必要在此讨论此事。然而，许多女性神经症患者问我，当尝试按照我教的方法争取康复的时候，更年期是否会给她们造成影响，以及是如何影响的。所以，我在此简单回答一下这个问题。更年期可能对女性神经症患者没有明显的影响，也可能会使她们的情绪反应（已经被敏感夸大的）更容易被激发。大家可能注意到了，我并没有说更年期会进一步放大情绪反应，只是说它会使情绪反应“更容易被激发”。我想强调一点：潮热并非更年期的专有现象，我们任何人在任何时候都有可能出现这种情况，尤其是在天气炎热的时候。所以，不要误以为一两次潮热就意味着“更年期”要来了。

那些老年妇女在提到这种“生活的变化”时，经常会讲一些令人毛骨悚然的故事，但是现实并没有那么糟糕，很多人没有遇到这种糟糕的情况。大多数女性在忙忙碌碌中就度过了更年期，生活并没有受到很大的干扰。一名医生告诉我，冬天只有在潮热的时候，她才不需要热水袋就能舒服地上床睡觉。但是，如果潮热发生得过于频繁，即使是忙碌的女性也会感到生活受到困扰。要想阻止潮热发生，女性可以在医生的指导下服用一些激素药品。

更容易被激发的情绪反应会让神经症患者感到迷惘困惑，天晓得，他们的情绪就是很容易受到刺激：眼泪几乎夺眶而出，怒火也难以压抑，恐慌轻易就闪现。此外，这种情绪的过度消耗会很快耗尽情绪电池，而神经症患者（甚至是非神经症患者）在更年期的时候发现自己很容易就变得消沉。理解这些情况发生的原因，知道这些感觉终会消失，对神经症患者很有帮助。

偶尔的情况下，甚至在更年期过去10年以后，有些女性还会出现潮热现象，我们称之为“小更年期”。它会很快消失，与其说很重要，不如说只是让人好奇而已。

人们应该对更年期有更多的了解。这是一种自然的现象，但如果在这个年龄怀孩子将是一件危险的事情。如果有人知道怎么做，应该废除“生活的变化”这个说法。女性的生活只在这方面发生了变化，而且变得更舒服了。当然，女性此时应该密切关注体重的变化，此时通常会悄无声息地发福几公斤，所以需要时常量一量体重。此外，在潮热的时候，不要轻率地脱掉外套或掀开被子，许多中年妇女就是因为这个习惯才患慢性气管炎的。顺利地度过潮热时期，你逐渐就退热了。又一次“度过”！这个原则的应用次数太多了。

在月经期之前的3—4天，体内储存的盐分和水分会给女性带来很多身体和神经方面的困扰。可以让医生开一些药物，以便消除体内过多的液体，并在经期临近的时候避免吃太咸的食物，也不要喝太多茶（意味着储存过多的液体）。

一封来自加拿大的信

“在收到第五篇日志的时候，我决定写下我的进步和苦恼。我的全科医生看到我的进步后很开心，我也很高兴。他看到我

12 年来基本上什么事也做不了，为我未能遵循他的建议而感到很无助。我当时太害怕，以至于不敢尝试任何方法。后来我买了您的录音带、书，现在订阅了日志。那些录音带简直就是我的救星，它们给了我前进的勇气，让我相信我能做到。我也曾经历严重的退步，我一度觉得自己又退回到最糟糕的状态。但是我最终走出了挫折的阴影。然而，我现在的困惑是，如果我还能痊愈，'现在该做什么？'尽管我知道我离痊愈还差得远，正如您从来信中能看到的。我只是在做事的时候没有像以前那样兴高采烈的感觉了，也感觉不到激情。或许我没有感到挑战？20 年来，我第一次真正地工作。我想我差不多已经痊愈了，我可以正常感觉，不再体验到恐惧。在焦虑了 20 年后，我觉得自己已经忘记正常的感觉是什么样了。

"虽然我不擅长将想法付诸文字，但希望您能明白我说的话。例如，这是我经历的最沮丧的困局之一：经历了一个星期坐立不安的期待之后，冰球比赛之夜终于到来。我在去现场的路上没有感到任何恐惧，我之前可不是这样的。虽然拥挤的人群还是让我略微感到不安，但在聚集了 13000 多名观众的比赛现场，我只是有一点眩晕，没有焦虑的感觉。对此我还是挺开心的，但没有兴高采烈的感觉，这让我有点失望。

"我都已经敢去那么多人的场合了，但是在一家小咖啡店里，我还是经历了糟糕的感觉。我还是无法做到一些小事，这是令我困惑不解的地方，我似乎连一个小咖啡店也应对不了。我已经练习了3个月，每周至少一次。我尝试去了不同地方的不同咖啡店，但糟糕的感觉依旧。我还没有尝试外出吃晚餐，因为我希望逐渐做到这一点，一步一步来，先从应对小咖啡店开始。我曾说‘有什么手段尽管使出来吧！’，但我还是为自己能逃离感到很高兴。我也听别人说过同样的事情。努力地进入一间拥挤的餐馆是否是有益的？我真的不知道。”

鱼和熊掌不可兼得

我确信这封信描述了许多人现在的感觉。随着患者习惯于做之前没有做到的事情，康复早期阶段的兴奋感就会消失。患者不可能一直保持这种感觉。兴高采烈的感觉怎么可能一直持续呢？满足感可能会持续出现，但像兴高采烈这样的强烈情绪对每个人来说都是“稀客”。即使看完一场冰球比赛，正常人也可能感觉不到兴高采烈。所以，当你不再有兴高采烈的感觉的时候，你只是变得和别人一样了。你开始认为处理难事是理所当然的，这是好事。当然了，在经历这么多年的病痛之后，能体会到兴奋的感觉是很好的。但是，鱼与熊掌不可兼得。偶尔，兴高采烈的感觉会突然降临到你身上，这其实就像大多数人一样，但不幸的是，对于神经症患者来说，紧随这种感觉之后的是意识到自己的病情死灰复燃，然后产生恐慌。这是意料之中的事情，只需经历即可。

大家可能会问：“如果这位女士能够很好地应对冰球比赛，她事先为什么还那么痛苦？”答案很简单：她不确定她能很好地应对。她还没有将焦虑地期待的刀刃磨平。她仍然需要更多的练习，即使没有兴高采烈的感觉。

此外，比赛前一周的等待让她想起了之前痛苦的外出经历。但是一旦抵达比赛现场，现场气氛让她想起最近成功的一些经历，这帮助她经受住了严峻的考验。当她患病的时候，她很少外出，这时期望对她来说总是意味着压力，以及对几乎肯定会失败的恐惧。这就是为什么等待的时间越长，压力累积得越多。患者深知每一分钟等待的滋味。那一个星期恐怖的期望不是“难题”，而是当时情况下的正常反应。再经过一段时间后，这位女士才能事先没有任何焦虑的感觉，从容平静地去观看比赛。

轻轻地触摸荨麻

现在，讨论来信的第二部分：咖啡店。这是那句话——即使轻轻地触摸荨麻，它也会刺痛你的典型例子。写这封信的人犯了一个老错误，即她试图应对特殊的情形，而非她自己的内心。（就像那个可以驾车四处旅行，甚至乘飞机飞越大陆，但不敢在家附近的街道散步的人一样。）她在信中还问道：如果去人多的餐馆，情况是否会好转？换句话说，通过做一件她害怕的大事，再去小店铺是否会更轻松？

可能会，也可能不会。只有当她确信去咖啡店不再需要特殊努力的时候，事情才会变得更容易。她必须成功地说服自己做到这一点，但是我觉得她会以这种状态去咖啡店："我现在能做到从容应对吗？"结果，她可能比以前更焦虑。态度决定一切，当一个人容易受闪现的情绪的影响时，很难保持正确的态度。情绪闪现这一顽疾对患者了如指掌，很容易将其玩弄于股掌之间。在那些小咖啡店，她有太多痛苦的经历，这些回忆一直伺机扑向她。当她思考某个能够应对的地方的时候，她一定还会害怕小店铺——任何小店铺，不管她如何良好地应对大场面，例如丽兹大酒店或萨沃伊饭店。在小咖啡店里面，她依然竭力避免自己非常讨厌的那些感觉。她对此迷惑不解——这些感觉在冰球赛那么多人的时候没有出现，为什么会出现在自己置身于小咖啡店时？她说："有什么手段尽管使出来吧！"但她的内心并不是这样想的。她实际的意思是："想来就快点来吧，有什么花招尽管使出来，赶紧结束，我好离开这里。放大招的时候，请稍微手下留情！"

出现恐慌危机的那一刻

这还不够好。她必须将小咖啡店视作有机会面对终极体验（即出现恐慌危机的那一刻）的地方，直到它不再重要。重要的依然是那一刻，而非那个地方。重要的不是她在哪里经历“那一刻”，而是她在那一刻如何应对自己的内心。

对于这封来信的作者来说，除非经历了这样的时刻，否则她依然无法掌握以完全接受的态度直面恐慌的诀窍。一个小小的咖啡店现在似乎更令她畏惧，因为她在这个小环境中更容易受到审视，更接近周围的人，更害怕自己“出洋相”时被别人注意到。在一个拥挤的体育场，甚至在人多的餐馆，她可能因为噪声感到烦恼，但与此同时，置身于这么多人当中使她更不显眼，因此她更不容易受自己内心恐惧的影响（尤其是当她能选择一个靠近出口的座位时）。但是令她害怕的还是之前体验过的恐惧，不是咖啡店。真正勇往直前的勇士进入咖啡店之后，不会畏惧任何东西，也不期待赶紧走人。此外，每周去不止一次。以尽可能放松的方式，反复经历这种体验，在这个过程中对自己说：“更少的压力意味着更少的肾上腺素分泌，终有一天，恐慌会更少。”这是一个生理方面的事实，要信赖这一点。你的身体的确如此，为什么做不到呢？我知道你的身体收到了恰好相反的信息——“更多的压力，释放更多的肾上腺素，导致更多的恐慌”，而且对此做出反应。你要试着发出与此相反的信号，即正确的信号。相同的生理法则也适用于你，但受敏感性影响，可能最初并不明显。深刻理解这一点，不要让反应速度慢迷惑了你。

接受了终极体验，你就做到了“放手”

大家可能会说：“威克斯博士给了我两个截然不同的建议：一个是让它尽管来吧，有什么招数都使出来，然后面对终极体验，直到不觉得它有什么大不了；另一个是放松，以便减少肾上腺素的分泌，从而减轻恐慌。我该遵循哪个建议呢？”这两个建议其实并没有本质的区别。当你接受了终极体验时，你在态度上就会自动“放手”，这会带来放松，然后减少肾上腺素分泌，从而最终缓解恐慌。但是如果不能真正地“放手”，你就不会得到这种放松。如果你咬牙切齿地说“来吧，有什么招数就使出来吧”，你永远不会得到真正的放松。所以当这名患者进入咖啡店的时候，她应该做好最坏的打算，应该做好经常经历这种体验的准备，保持彻底接受的态度，而不是中了恐惧的诡计，匆忙地尽快逃离咖啡店。停下！慢慢来，经历这种恐慌。留在那里，直到恐慌过去。你能做到。这种方法不容易，但这是唯一永久治愈的方法。正如我在日志五中提到的，也正由于这是困难的方法，故而需要时间。所以，不要质疑自己康复的时间，或者由于目前没有取得大的进步而觉得自己失败了。如果康复过程显得过于缓慢，重新审视自己的态度，你会发现失败的线索。

第 15 章

日志七

正如之前一样，本篇日志是为那些依然尝试康复的患者所写的，尤其是那些认为自己目前一直不成功的患者。

“不成功”是一个会误导人的词，当遇到挫折的时候，有些人容易将这个词用在自己身上。的确，你此时可能倾向于将自己视作彻底的失败者，认真地考虑寻找一些更容易的治疗方法。然而，如果大家回顾读我的书和日志之前的时间，将现在的自己与当时的自己做对比，你会发现你并非一直不成功。

触摸繁星

正如一名读者所说：“我曾触摸过繁星，但现在却做不到了，真不敢相信我曾经做到过！”这名女士在恐惧中度过了几个星期之后，成功地做到在瑞士度假。甚至当她发现在她和家人之间横亘着辽阔的海峡这个惊人的现实的时候，她也顺利度过了。

但是一回到家，她发现之前的恐惧再次迅速淹没了她。当然，在品尝了离家之后自由的味道之后，回家后的恐惧显得更糟糕。

因为它们是星星，所以碰触到的机会很少。若想感觉到抓到并将星星握在手中，人们必须经常有机会做这样的练习，而这样的机会在日常生活中是很少的。无论是在城市，还是在乡村或郊区，都能找到练习我的方法的机会，但与离家成功旅行的兴奋、多彩和美丽相比，前者显得太无聊了。

回到熟悉的环境带来许多小震惊。度假回到家开始打扫卫生，听着洗衣机的轰鸣声，感觉仿佛没有发生过任何不同寻常的事，没有比这一切更能打击人的精神了。患者几乎能够听到一个声音在耳边说：“别再做梦了，女士，听我说。你现在得和我一起生活了，别再想那些郁郁葱葱的高山、湖边美味的早餐了，醒醒吧！是时候切换成脱水模式了！”

“假日气球”破裂

如果患者能够意识到即使是正常人也会有眼看着“假日气球”破裂的体验，可能会得到一点安慰。狂喜之所以是狂喜，就因为它像昙花一现那样短暂。所以，尽管你无法相信自己曾经触摸过繁星，无法相信自己做了那么非凡的事情，也不要感到哀伤。尽管有这种精彩的体验，回到家之后却感到毫无进步，甚至不能完成度假前能轻松做到的小任务，对此你也不要大惊小怪。如果给自己一段时间适应，不要因为刻意抗拒而延长时间，你的收获永远不会丢失。不要让气愤、惊讶、失望使你偏离进步的轨道。再次强调，让第一轮打击过去，你将慢慢找回碰触繁星时获得的成就感。

对于那些还没有“走到”市中心的患者来说，看到别人在瑞士度假可能会羡慕不已。许多人困在家里多年以后，最终确实去国外度假了，但是他们却来信哀叹回家的困难。对此，我想我应该提一下。

什么是现实？

多数情况下，神经症患者的感觉对他们自己而言很重要，这并不意味着他们自私或者任性。他们只是因为自己的疾病感到迷惘，感觉对别人提不起兴趣，甚至对家人也是如此。他们也想关心别人。一个母亲当然想感受对丈夫和孩子的爱，但由于疾病导致的冷漠，她确信自己不再爱他们了。

情绪总是具有欺骗性，对神经症患者而言，瞬间的情绪超过了其他情绪。例如，丈夫能在正确的时间说正确的话，可能比多年的陪伴更重要。一名女患者写道：“我知道自己内心深处肯定深爱着我的丈夫，但是他的做法和批评只让我感到愤怒。”她不知道的是，这种愤怒之中可能夹杂着妒忌，因为她很难做到的事情，丈夫轻而易举就完成了。此外，这种事情对丈夫来说太简单了，所以他无法理解为什么对妻子来说那么困难。

表面的微波激起了巨大的波澜

在她的报告中，一名女士描述了她对孩子的令人苦恼甚至忧虑的想法。如果她知道许多母亲也有同感，她就不会像现在这样觉得自己是一个怪物了。在我的著作《焦虑症的自救：从神经系统角度出发治愈焦虑症》中，我多次提到这种特殊的恐惧，所以很奇怪还有很多患者就此咨询。我怀疑这位母亲没有读过我的书或听过录音带，因为她继续说："我绞尽脑汁地试图把这种想法赶出我的大脑。"这正是我竭力反对的做法。她越是努力强迫自己忘记，这种想法的烙印就越深刻。这是一种正常的生理过程。

我再次强调，许多神经症不过是被放大的正常生理过程，所以人们无法将之彻底消除，只能将其降低到正常的强度。她必须任由想法到来，这是它们的习惯，但是她必须明白这些只是想法，试着不要过于在意。它们就像表面的微波，不是深水流，只有深水流能促使轮船前行。不幸的是，表面的微波激起了比深水流更大的波澜，因此看似更重要。不管看似多么强大或真实，这些令人恐惧的想法都不会带来任何真实的信息。它们带来的唯一信息只是习惯和恐惧，而这些都不是现实。

现实很少是瞬间的感觉。片刻的感觉随着态度而改变，而现实很少随态度改变，它比瞬间的感觉更根深蒂固。但是对于神经症患者而言，这些瞬间的感觉太难受，太像现实了。瞬间的恐惧或负面感觉只是在虚张声势，不要被它们吓倒。尝试释放它们，顺其自然，飘过去，记住，它们不是现实。

在真正体验这一点之前，你们可能无法真正理解我上述这番话的含义，或者彻底明白其他日志的内容。然后，你们在重读的时候，会更感兴趣，获得更深刻的理解。当你们偶尔再读一遍的时候，你们会惊讶地发现我写的建议对你们有了新意义。因此，我冒着重复、冗余的风险，在此再次强调几条特定的建议，相信它们对大家会很有帮助。

1. 挫折往往是回忆和习惯共同起作用的结果。大多数患者在康复的过程中会经历挫折。所以如果你碰巧遇到挫折，不要误以为“又滑回去了”。此时还是采用同样的治疗办法，走出阴影。你运用这个办法的频率越高，应用起来就越熟练。

2. 放心：你之前取得的进步越大，挫折看起来就越令人沮丧，所以不要因为一次严重的挫折感到灰心丧气。一名旧金山的女患者开玩笑地说：“我肯定是在康复，医生，因为我正在经历最严重的挫折！”2个月之后，她便能够乘飞机到巴黎，这还是多年来的第一次。

3. 生理方面的疾病，尤其是流感这个“常客”，能够使患者异常疲惫，以至于神经症复发，或者将要复发。当令人恐惧的旧感觉萦绕心头的时候，你们中的大多数人知道那种恐惧感，害怕它们随时降临。让它们盘旋在那里就行，不要试图驱散它们，或者逃避。与此同时，随时保持警惕，看它们是否真的离开了。

我知道有时周一看似一切皆有可能，到了周二就成了一切皆不可能。很奇怪，状态良好的周一却无法阻止周二糟糕状态的到来。试着耐心地度过“不可能”的周二，即使当时患有生理疾病；相信自然规律能够发挥作用，修复身体的损伤。如有必要，寻求医生的帮助。

4. 康复过程可能显得既新鲜又陌生，就像你丢失了某些东西，需要重新找到一样。这个所谓的东西就是你的疾病。如果在你最成功的时候，出现了很陌生的感觉，不要大惊小怪。如果这种奇怪的感觉让你想起自己的病情，使你误以为自己又病了，也不要因此诧异。那种感觉仿佛是你无法容忍康复。

随着成功的次数增加，陌生感也逐渐消失，你最终将从容地面对成功。所以，耐心地经历每一次这样的体验，直到感觉不足为奇，也不会因此烦恼。

5. 一分钟之前感觉对什么事情都兴趣盎然，一分钟之后又感觉索然无味，这是消耗性疾病最令人无奈的一方面。此外，在某个时刻，你可能觉得自己能做任何事，片刻之后，又觉得自己什么也做不到，这也很常见。我不断地建议大家要坦然接受，警告大家不要钻牛角尖，这有什么奇怪的吗？

6. 我知道感觉经常依赖于环境，当环境改变的时候，感觉也自动变化了。但是，这一点似乎没有得到应有的重视。当感觉不那么强烈的时候，环境也不再看似无法抗拒，通过镇静剂的作用就能证明这一点。平静下来之后，看似不可能做到的事情好像变得很简单了。所以，试着不要受环境的过多影响。通过放松警惕，自愿地面对环境，你将释放压力，所有问题也变得不是那么难以解决了。

7. 大多数人有着同样的康复方法。当意外的事情发生时，冲击波随之而来，这时要经历，忍受过去。一定要从头到尾地经历，不要逃避。逃避只是浪费时间，因为一旦用我教的方法开始了康复过程，你总会经历退步，再次解决那个障碍的。耐心等待，为获得新的进步积攒能量。这可能需要一段时间，而且很多想法需要改变，但最终你会成功的。

有些人来信说，他们忽视了我的建议，尝试了其他的方法，但过一段时间之后，他们又重新开始看我写的日志。的确，许多人说他们走到哪儿都带着我的日志。这让我构想起这样的画面，即一堆皱巴巴的纸混杂在口红、钱包和纸巾当中，他们和人握手之后，慌忙地一页一页地翻看日志，寻找某一篇特殊的文章。我特意在此附上一篇短文章（这篇文章可以从日志中撕下来单独携带。一般情况下，不需要从本书中撕下来），方便大家携带，尤其适用于大家离家外出旅行的时候查阅。这篇文章最初是一段10分钟的录音。

以上的部分内容是重复的，但是对于那些需要帮助的患者来说，重复就是治疗的一部分。天晓得，由于恐惧和习惯的作用，有些人经常重复错误的建议。重复正确的建议，即反复聆听很重要。不要觉得“我知道了”，然后忽略它。仅在头脑里“知道”并不够，你必须在心里面真正感受它。你真的感受到了吗？

拉着自己的手（来自一段10分钟的录音）

如果你害怕离开安全的家，你过去可能有过某种经历，使你苦恼到了一种被夸大的程度，正如我已经解释过的，使你敏感了。许多女患者说："一切都开始于我生了最后一个孩子的时候。"

如果是这种情况，你真正害怕的不是空旷的地方，也不是超市。你心里很清楚，如果去街角的商店，店主不会伤害你，房子也不会倒塌压到你。你知道这些都不会伤害到你，那你到底在害怕什么呢？你害怕的是身处这些环境之中时内心产生的感觉——把你牢牢控制住的感觉，当出现这些感觉的时候，你似乎无法清晰地思考。在这种状态下，你不信任自己，这就是你不敢独自外出的原因。

我现在带着你一步一步地走出这种困局，在此过程中，我会向你解释究竟发生了什么，为什么发生，以及如何应对。你准备好了吗？

但是看看你自己！我们还没打开门，你已经紧张得像一根小提琴的琴弦。你心想："哦，天哪！现在要糟了！"如果人们拨弄一根绷紧的琴弦，得到的反应是颤动，而松垮的琴弦却不会这样。通过使自己的身体紧张，你实际上把身体变成了一个乐器，恐惧可以在上面弹奏痛苦的曲调。在走出大门之前，你已经紧张到这种程度了。这是你的第一个错误。

不要预料将要发生什么，这只会让你的身体紧张，要顺其自然，尽量放松，释放压力。换句话说，使琴弦松一点。在街上的那些商店里能发生的最糟糕的事情，就是你让自己感到害怕。我理解那种恐惧的剧烈程度，但是如果你能尽可能地释放压力，准备接受发生的事情，放弃抗拒，那种感觉就不会把你吞噬。放松，接受，松开琴弦。慢慢地吸气，轻轻地呼气，明白了吗？

X 女士走过来了

我们出门了。但是，哦，天哪！X 女士从街那边走过来了！这可怎么办啊？你朝着她走过去，心已经提到嗓子眼了。你感到心脏怦怦跳，撞击着胸脯。但是你这位邻居的心跳也加快了，或许和你的一样快。她有这种反应，是因为她已经好几个月没看到你单独外出了。那么，你的心跳加速为什么令你如此恐惧，让你感到如此不舒服呢？你感到忧虑，是因为敏感的神经正在记录并放大每一次心跳。感受到自己的心跳真的很重要吗？一点也没有关系，这肯定不会损害你的心脏。所以当你和 X 女士打招呼的时候，如果感到心跳加重，不用害怕。

但是她准备和你好好聊一聊，叙叙旧。如果她继续聊 10 分钟，甚至半小时怎么办？你想到这里不禁打战，心想：“我可忍受不了这么长时间，我会出丑的，她会看出来！”

但现在我小声提醒你：“把手从拧紧琴弦的螺丝上拿开。让身体放松，放松，再放松。深吸一口气，再慢慢呼出，不要抗拒，耐心听X女士说话。她早晚会停止的。”

你听从了我的话。你犹豫了一会儿，然后稍微释放了一点压力，这时你会惊奇地发现，站在原地好像也不是什么很困难的事。你甚至感到一点喜悦。你的确会这样，因为你发现了一件至关重要的事情。你终于明白，X女士没有像你想的那样使你烦恼，拧紧那颗螺丝的人是你，不是她。

现在，我们继续沿着街道往前走。你现在感觉好一点了，你做到了！现在，你必须穿过主路，但就在你最需要双腿行动的时候，它们突然变得像果冻一样。虽然我刚才说了“突然”一词，但这一切的发生并没有像你想的那样突然。当接近主路的时候，你再次心生恐惧，而恐惧释放了你的宿敌，即肾上腺素，从而让你的双腿变得像果冻一样。如果你走出这种状态，不再释放更多的肾上腺素，恐惧的感觉会逐渐消失。但是你不明白其中的原理，像木桩一样站在人行道上一动不动，认为靠自己的双腿是无法穿过主路的。

“果冻腿”也能带你走过去

此时，我会再次悄悄对你说：“如果你愿意尝试，‘果冻腿’

也能带你走过去。这只是一种感觉，不是腿部肌肉真的变虚弱了。不要被‘果冻腿’吓倒，也不要因为害怕而释放更多的肾上腺素。尽管让发软的双腿摇晃即可，因为不管是否颤抖，它们都能带你走过去。不要误以为必须让自己紧绷才能防止崩溃，让你筋疲力尽的就是这种紧绷，而非放手。所以让双腿摇晃吧，这不过是一种感觉，并非腿部肌肉真的变虚弱了。”

你穿过了街道，成功了。此时此刻，你已经不再过度注意身体耍的花招。当你意识到这一点时，你就会感到身体重新充满了能量。但是且慢！你忘了还要去商店！在那里你可能还会碰到好几个邻居！你甚至还得排队等候！

突然之间，你把所有的螺丝都拧紧了，浑身再次充满了恐惧。就当你认为自己走上正轨的时候，再次袭来的恐惧让你觉得之前好像没有取得任何进步。当你绝望地看到商店的时候，你的身体开始发抖，街道好像在旋转，建筑物像要倒塌一样。周围的一切变得模糊不清，你扶着一根电线杆让自己恢复平稳。我们该如何解释这一点呢？

答案很简单。严重的压力打乱了肌肉和平衡器官之间的协调，平衡器官接收到了错误的信号。所以，建筑物看似要倒塌，身体感觉不稳定。此外，恐惧让你的瞳孔放大，视线因此变得模糊。这种感觉令你十分恐惧，你因此畏缩不前，任凭它完全控制你。然而，这一切还是老把戏，不过是换了一套伪装而已，根本原因还是你把琴弦拧得太紧了。同样，这也是你自己导致的。

让风暴过去

耐心等待，让风暴过去，让肾上腺素的效用过去。即使在恐惧的顶峰时刻，也不要抗拒，坦然接受。感觉恐惧将要把你吞噬的那一瞬间，恰恰是最重要的时刻，这时你必须做到屈从与接受。不要再说“哦，我的天哪”，也不要想“如果……”。

如果做到这一点，你会发现自己找回了曾经失去的掌控力。如果你明白自己情绪变化的原因，准备接受恐惧对你耍的所有花招，继续前进，不管多迟疑，你的反应都将逐渐平静下来。此外，正如我多次解释过的，你不必每周走到街角的商店，下一步走到市中心，直到最终敢走入超市。你在市中心广场就能找到内心的平静，因为不管走到何处，你都可以随时进行自我治疗。

就像现在大家读这条建议一样，外出的时候，对自己反复说几遍，直到使其成为自己思想的一部分。如果你遵循这条建议，它永远不会让你失望。按照这条建议做，直到你学会拉着自己的手，成为自己的向导，成为自己的力量来源。

来自伯明翰的一封信

“您提到的所有恐惧和突然的恐慌，已经困扰我多年了，但我从来没有屈服，没有把自己困在家里。但正如您在小册子里指出的，尽管您的书给了我很多帮助，但我依然没有摆脱恐惧的困扰。虽然我现在尝试接受，而非抗拒它们，但情况依然没有改观。

“去年 11 月，一个朋友答应和我一起乘船去加那利群岛。我从没想过有人愿意和我去任何地方。

“从订票开始，我的身体状况就日渐下滑，肚子疼、腹泻，所以我必须去看医生。医生给我提供了几种治疗方案，但主要的建议是稍微增加镇静剂的剂量，直到我出行。到了出发前一天，我还不敢去。我与医生好好地谈了一次，加之害怕让朋友失望，我才背上行李出发了。

“我每天 3 次服用镇静剂，一连 3 天。第四天，我服用了抗晕船的药物异丙嗪，出海了。我没有晕船，也没有出现一次恐慌。我发现自己能愉快地和许多乘客聊天，还在音乐会上弹奏了两首钢琴独奏曲。我带着您的小册子，偶尔躺在床上读一读。虽然我们没有如愿看到日出，但我感觉自己又找回了曾经的自信，对我来说，这比任何事情都重要。

“毫无疑问，当我下次计划度假的时候，即使只是在国内，我也会因为同样的恐惧而挣扎，依然会感到身体疼痛、不舒服，但是我希望经过这次体验之后，自己不再是一个胆小鬼了。很感谢医生对我的耐心，也感谢您的日志，它们向许多和我一样的人证明，我们并非像自己以为的那样是傻子。”

肯特写的一份有趣的报告

“正如我曾经以为的那样，你们可能认为别人或许能从威克斯博士的方法中受益，但你们太胆小了，无法做到这一点。我想谈一谈自己的切身经历和认识，不管自以为多么胆小，威克斯博士的方法都管用。

“最近，我碰到一件不幸的事，或者正如最后表明的那样，是一件幸运的事：我成为季审法庭审判过程中的一名警方证人。周五我接到通知，我必须作为证人出席下周一的开庭。我整个周末都在给自己鼓气，最终还是觉得不敢去。如果你们知道我根本不敢独自外出，我相信你们会理解我的那种担忧。

“警察打来电话说，会派车接我和我丈夫，来回的路程是62.8千米。我们预计早上10:30到法庭。正如大家都知道的，等待对于我们来说是最糟糕的事情之一。

“陪审团直到12:45才宣誓就职，然后法庭休庭午休。我丈夫出去散步了，留下我孤单一人在那栋巨大的建筑物里。出门之前，我把日志放到了手提包里，以防万一。通过放松，并遵循脑海中出现的日志里的建议（这些日志我已经读了好多遍了），我走到走廊里，找到了衣帽存放处。当丈夫回来的时候，我已经回到了大厅，非常平静地梳着头发，平和地补着妆。

“我们乘电梯到了餐厅，一起吃午餐。下午 2 点的时候，我被带到证人等候室。丈夫不能再陪着我了。这是一场真正的考验。接下来，我在法庭上接受了 40 分钟的折磨人的审问，但是我没有感到丝毫的恐惧。

“像我这样的一个胆小鬼，是怎么做到这一切的呢？答案就是牢记并遵循威克斯博士的建议。我当时甚至没有把日志从手提包里拿出来。我必须独自等待，独自回答 40 分钟的提问，经历过这一切之后，我觉得自己仿佛重生了一般。所以，如果大家像我一样，觉得自己是一个胆小鬼，仔细阅读每篇日志的每句话，鼓起勇气。

“里面的建议很管用，真的。所以，你们一定要多尝试几次。”

我再次向大家保证，如果你们积极配合，完全可以被治愈。如果我不确信这一点，就不会花费那么多的时间和精力写那些日志了。作为医生，我期待未来更好地从整体上理解广场恐惧症，以及其他类型的焦虑状态，进一步提升治疗水平。

第16章

日志八

我首先想再谈一谈康复过程中的退步问题。在试图帮助患者应对退步问题时，许多医生失去了信心。然而，如果医生和患者能够理解并接受退步，得到的回报将是彻底的康复。

有些患者经历过这样一些时刻，甚至是几个星期，当时感觉自己——引用一名女患者的原话——能够“应对一切”，然后经历了退步，还是引用那位女士的原话——“一切又变得乱七八糟”。她还补充说：“我发现我依然在逃避自己的想法，与此同时，我几乎能够用正确的方式看待问题了，却再次滑落到老习惯当中。经过一段状态良好的时期之后，我目前陷入了倒退。我感到失望透顶，但我知道我会再次慢慢恢复的。

“例如，在今天的某些时刻，我真正摆脱了主要的恐惧，这是感觉最好的时刻。人们从失败中可以学到很多宝贵的经验。我期待终有一天，我能用正确的方式看待所有问题。然而，大脑中的理智部分告诉我希望渺茫，因为恐惧似乎总是占上风。”

习惯的重要性

我想让大家体会“习惯”这个词的重要性，因为它是你生病的一个很重要的原因。你们习惯性地害怕这个，恐惧那个。这就是为什么大家似乎将事情理顺了，有一段时间可以毫无恐惧地、清晰地看待问题，随后却失去了理性的一面。原因不是恐惧又回来了，而是恐惧的习惯根深蒂固。

当彻底理解了习惯的含义之后，你们就能真正明白为什么治疗会出现倒退，为什么康复的过程一波三折，为什么自己又退回到老习惯当中而不是稳步前进。

被禁止携带的手提包

一名女士去哪里都带着自己的手提包。假如她被告知不能带包了，只能空着手，你真的以为她能立即适应不带包出门而且感到舒服吗？在接下来的几个月，她都会感觉若有所失，出门之前都会习惯性地找包。不管在什么地方，她都会下意识地去找包，看是否带了。甚至在她以为自己已经适应了不带包出门的几个月之后，她可能还会突然发现自己下意识地摸索自己的包。

神经症的康复过程就是如此。即使你已经摆脱恐惧一段时间了，但由于你背后的你（你知道这个“你”的意思）已经适应了恐惧的存在，出于习惯，它会到处寻找你之前的恐惧，将其再次呈现在你面前。如果到时你能这样想：“这只是丢了的‘手提包’又回来了！”然后继续前行，克服恐惧，那么你会再次成功地走出恐惧的阴霾。

在之前的著作里，我讨论了康复过程中不可避免的起起落落。此外，我还想说，如果你能每天领悟一小段时间，完全没有恐惧，这就是一个良好的开端。通过练习，你将更轻松地做到领悟，而且领悟的时间越来越长，直到它最终成为一个根深蒂固的观点，然后你就会获得内心的宁静。

正如该女患者的信展示的，领悟是一个充满艰辛的痛苦过程，但却是康复过程的一部分。所以，不要将背后的你坚持不懈的努力视作失败，而应该试着将它视作康复过程不可或缺的一部分。甚至当旧习惯重现的时候，你其实依然在进步。习惯确实很难消除，但如果你坚持到底，随着时间的推移，它们终将消失。

错误的斗争方式

下面这封信来自一位女士，她患病的原因是对自己病情的误解和处理不当。在这里，我将详细分析她的情况。

“我一直尝试听取您书中的建议。”——她当时还没有拿到我的日志——“但我无法渡过第一道难关。最初的时候，我一出门就惊慌失措，随后是漫长的患病时期，麻烦也接踵而至。您在书里说要放松、深呼吸，但这正是我的主要麻烦。我无法深呼吸，大口喘息，感觉自己像要窒息了一样。这导致了更多的恐惧。

“您还说要‘耐心等待’，但我患病已久，我必须快点好起来。生命在流逝，而我依然没有任何好转。我觉得自己就是一个胆小鬼，彻头彻尾的失败者！我以前还能让自己做害怕的事情，但现在所有的意志力都消失得无影无踪。

“要是我能毫不畏惧地外出就好了，那样还能把丢掉的工作找回来。请问，我如何才能控制外出时的恐慌发作呢？如果我在外出的时候状态良好，我就没有什么好怕的，能去任何地方。但是在现在的感觉状态下，我有时甚至不敢走到街的尽头。恐慌发作的时候，我必须在家附近，以便能够很快赶回家。我觉得自己快要晕倒了，必须跑回家。”

这位女士说“我无法渡过第一道难关”，她的意思是她无法消除足够多的恐惧，以便开始按照我的建议练习。她说“要是我能毫不畏惧地外出就好了”，其实表达的也是这个意思。她一直在等着毫不畏惧的时候才外出，已经等了好多年了。但是按照这种方式，她永远做不到轻松地出门。在恐惧中等待和观望，使得她的神经始终保持警惕，以夸大的方式做出反应，所以一般的担忧在她的感觉中也变成了恐慌。担忧越多，越容易感到恐慌。她的焦虑促使肾上腺素释放，恐慌因而产生。当她说“要是我能毫不畏惧地外出就好了”时，她实际上在说“要是魔棒一挥，将我所有的恐惧都驱散就好了”。这位年轻的女士没有从自身找治愈的方法，这样她永远也找不到，至少无法找到彻底康复的方法。她必须准备好在当前的感觉状态下走出去，而不是等到感觉不到恐惧的时候再出门。

她绝对不能操之过急，希望恐惧一去不复返。恐惧肯定还会回来，所以她必须准备好再次体验恐惧，但与此同时，试着尽可能多地释放压力，即使不是身体的压力（这在当前阶段似乎是不可能的），至少也是态度的压力。我再次强调，她必须毫不退缩，直面恐惧，并做好最坏的打算。只有当她勇敢地面对恐惧，并以这种方式成功地经历恐惧时，她才能消除潜在的忧虑和压力，而正是压力导致了令她害怕的恐惧的产生。只有以接受的态度直面恐惧，才能最终打破恐惧的习惯。只有到这个时候，走出家门，或进行其他任何形式的恐惧体验，才不会是一种煎熬。

我再次强调一下真正接受与被动“忍受”之间的区别。“忍受”意味着在前进的同时也想撤退，它意味着着急的态度——

赶紧！赶紧结束！

当初次尝试面对和接受恐惧的时候，操之过急只会增加紧张压力。最初的步伐总是踉踉跄跄，就像儿童最初学步一样，不能着急。适中的速度让你有时间记起并练习我教的方法，让你能以从容的态度面对恐慌——有时间看清自己是如何吓唬自己的。加速会增加次级恐惧，结果只能是失败，因为虽然你可能在往前走，但加速意味着逃避。只有给自己留出准备的时间，你才能战胜恐惧。

所以，当你尝试面对任何令你害怕的情形时，开始的时候慢一点，然后以适中的步伐前进，并坚持到最后。当恐慌达到顶峰的时候，更要放慢节奏。着急意味着焦虑不安，而焦虑对敏感的人来说意味着恐慌马上就要到来。

接受意味着一定程度的顺从，而顺从会带来某种程度的宁静。一个被通缉的犯罪分子最终顺从自己的命运，向警察自首，他终于找到了一些宁静。这与神经症患者的情况很像。当患者最终决定向最害怕的恐惧屈从的时候，他其实是决定接受，而不是抗拒。

“我无法深呼吸，大口喘息，感觉自己像要窒息了一样。”如果像她这样挣扎着呼吸，谁不会有这样的感觉呢？但她绝不会窒息，因为虽然她极力抗拒，但是她的肺依然可以扩张。她在紧张地挣扎，这阻碍了肺部正常地发挥功能。她不需要担心自己无法深呼吸，如果她能接受，浅呼吸也能确保氧气供应。随着压力过去，她的胸肌得到放松，呼吸变得正常。即使她大口喘息，也不会窒息，因为正如我在第一本著作中解释过的，人体中有一个呼吸中枢，不管她本人多么抗拒，这个呼吸中枢都会自动地控制她的呼吸。她虽然经常大口喘息，但从来没有窒息过，这就是证据。

“我必须快点好起来。”她给自己的康复设定了一个时间期限，而这再次制造了紧张和压力。但她想要康复的急切心情可以理解，因为她患病的时间太久了，已经快绝望了，让她保持耐心似乎是不可能的。但不耐烦意味着更大的压力，更多的敏感。她必须试着保持耐心，留出康复所需的必要时间。在这种情况下，她利用时间的最好方式就是将其用于康复。她也必须认同这一点。

“我觉得自己就是一个胆小鬼，彻头彻尾的失败者！”她应该有这种悲观的想法吗？多年以来，她一直英勇地与病魔做斗争，很少有人理解她遭受的痛苦和付出的代价。她之所以失败，不是因为她不够努力，而是因为她不知道如何成功。来信的字里行间透露出她如何勇敢地与病魔做斗争，但斗争的方式是错误的。阻碍她康复的是筋疲力尽、失望透顶，绝对不是胆小。

“我以前还能让自己做害怕的事情，但现在所有的意志力都消失得无影无踪。”通过这句话，人们几乎能体会到她对自己的鞭笞。“所有的意志力都消失得无影无踪”意味着“我拼尽全力地抗争，却毫无进展，丝毫看不到希望”。谁不会厌倦这种竹篮打水一场空似的努力呢！大多数神经症患者，包括那些聪明绝顶的患者，似乎很自然地采取了错误的治疗方式来对抗疾病。我希望现在大家能看清抗争与接受之间的差异。

即使你屈从并接受了自己的状况，出门或者做其他令你害怕的事情，最初你还是会苦恼不已。的确，刚开始的时候肯定非常困难，因为面对和接受比在家休息要求更多的精力，而神经症患者通常精力有限，他们感觉自己根本没有力气采用这种康复方法。随着他们学会接受这种暂时的额外疲惫，恐慌的利刃逐渐变钝，他们逐渐积聚力量，希望一点点建立起来。

“我如何才能控制外出时的恐慌发作呢？”她无法立即做到这一点，因为她的神经过于敏感，无法像关水龙头一样将恐慌关掉。恐慌有时会像电流一样闪现，患者不能期望直接控制它。患者只能通过间接的方法来控制它，正如我经常解释的那样，就是学会不再增加次级恐惧。只有按这种方式，她才能开始变得不再敏感，直到恐慌的强度逐渐减弱。

“我觉得自己快要晕倒了，必须跑回家。”她感觉自己快要晕倒，但依然还能跑回家。如果她能在跑回家的过程中不晕倒，她怎么会在走向商店的过程中晕倒？她逃避的不是晕倒，而是对晕倒的恐惧，是使她感觉要晕倒的恐惧。当朝着家的方向走的时候，她的恐惧感降低，自然地也就没有了头晕的感觉。

如果她能按照我在日志中强调多次的方法练习，即任由身体做想做的事情——如果想颤抖，那就颤抖；如果感到虚弱，那就虚弱；甚至如果感到头晕，那就头晕（这需要彻底接受）。她会发现，在颤抖和虚弱过后，她最终会找到前进的力量，不管多么微弱。她不会晕倒。

这封信里每一句绝望的话都基于一个误解，正是这些误解将她牢牢地困在疾病中。毫无疑问，对她而言，是时候尝试新方法了——与其之前的那些完全相反的方法。这不就是我教的方法吗？

患病 28 年的女患者的来信

“我终于开始取得一些进展了。我发现康复的早期阶段让人困惑迷茫，这应该是一个普遍现象。我觉得其他像我一样挣扎的患者，可能有兴趣了解一下我的经历。

“当我初次拜读威克斯博士的著作时，我觉得终于找到一个应对我的病情的方法了，我对这个方法了解得越多，越觉得它正确。我完全认同最重要的事情是改变我所处的状态，而非尝试寻找原始的病因。我一直不明白，寻找藏在 28 年病情之后的病因对我现在有何帮助，尽管之前试图用这样的方式帮助我但没有成功的大多数心理医生认为它对我有帮助。不管过去的情况如何，让自己掌控康复的过程，不再寻求外部治疗——我知道，如果我想彻底康复，这是最终需要面临的挑战。

“我有坚持下去的勇气吗？我能做到吗？我不是已经病了好久吗？即使别人劝我另寻他法，我也能坚信这是正确的方法吗？我准备好了吗？其他人能做到，我为什么做不到呢？”

“我满怀热忱地出发了”

“读了对敏感的解释，以及恐慌发作的原因，我的第一反应是如释重负，重新看到了希望。我决定尝试基本的理论，即面对、接受、飘然和等待。由于我一半的人生是在疾病中度过的，所以我一想到需要等待更多时间就有点灰心。然而，我还是满怀热忱地出发了，并且取得了多年来不曾有过的小胜利。‘难道真的这么简单吗？’我问自己。‘与一时冲动相比，若想康复，肯定还需要付出更多的努力。’我很快意识到对我来说确实如此，因为虽然初期的进展令人鼓舞，但我很快就回到了起点。

“我现在知道最初的成功只是掩饰了我的恐惧。真正的开始需要慢慢启动，不能那么情绪化。我认真学习威克斯博士的方法，直到它成为我思想的一部分。如此，终于有一天我本能地登上了一辆公交车，来到了离家不远的地方。28 年来，这是我第一次乘坐公交车。我非常激动，但当我回到家之后，我感觉筋疲力尽，真难以想象我敢坐公交车了。”

小胜之后的疲倦

“小胜之后紧跟着疲倦，没有真正感到自信增加——这个循环持续了几个星期。每次冒险似乎都是一次严峻的大考验，无法带来持续的自信。但是我无法忘记初次尝试之后的成功感。我触及了之前无法领会和抓住的感觉，实实在在地触及了。

“我意识到，尽管有些人在阅读了威克斯博士的著作，听了她的录音之后，能够马上行动起来，义无反顾，但是有些人会觉得这个方法很难。不得不承认，我就属于后者。我还记得她的话：‘每个人都有自己不同的康复节奏，也要接受这一点。’除非我愿意完全接受，让治疗发自内心，按照适合我的节奏进行，否则这种方法是无效的。理解了这一点之后，我最终接受了治疗所需的时间。

“很难想象治疗必须来自我的内心，因为我一直希望获得外部的帮助。然而，不管我感觉依靠自己多么难，内心深处一个微弱的声音一直鼓励我，使我坚持到底。”

紧张过度，像其他形式的恐慌一样需要面对

“有一次，我离家走了一段距离，但突然周围的一切似乎都离我远去，我感觉自己彻底迷失了，甚至无法找人帮忙送我

回家或者叫一辆出租车。这种状况与闪现的恐慌截然不同，我想起了威克斯博士的方法，努力告诉自己‘像对待任何恐慌一样来对待它，耐心等待，慢慢来’。最终，我鼓起勇气拦了一辆出租车。我意识到，当时遭遇的无非是紧张过度，对待它的方法和应对其他类型的恐慌没什么不同。”

进步似乎只是一个梦

“虽然我学了很多，但进步似乎依然只是一个梦。我前一天成功了，但第二天又失败了；前一天还信心十足，第二天又失望透顶。当我听说一些同样使用威克斯博士的方法的病友进步速度比我快时，我更着急了。我怀疑自己缺乏康复的能力。

“有些时候，我觉得生病似乎是一种更安全的生活方式，起码我知道自己的状态是什么样子，不用经历情绪方面的大起大落，像悠悠球一样。但是一旦开始治疗过程，我就不能放弃。”

“这是我最后一次尝试”

“几天之后，我独自驾车围着海德公园转，恐慌一阵接着一阵地袭来。回到家之后，我感觉筋疲力尽，非常苦恼，差点就吐了。我决定，这是我最后一次尝试，再也不想继续了。然而不知为何，我并没有体会到期望的解脱感，那个令人讨厌的细小声音还在窃窃私语。我做错什么了？为什么又失败了？

“四肢发抖（因为我怀疑那个令人讨厌的细小声音还在试图鼓励我再次尝试），我分析自己哪里犯了错。突然，我意识到自己没有任何接受的态度。我试图以最快的速度开着车转完全程，试图冲过这段时间，实际上是在逃避恐慌。当时我的一个想法是‘不惜一切代价，赶紧回家’。”

再次出发

“我决定再次驾车围着公园转。这一次，我努力从失败中吸取教训，希望最终成功。我要学着从以往的错误中吸取经验教训。

“服用了大剂量的葡萄糖之后，我再次出发，这次开得很慢很慢，准备好面对任何来袭的恐慌，尝试不叠加次级恐惧。在上一次开车的过程中，我知道自己叠加了太多的次级恐惧。在我最容易恐慌的那段路上，我减慢车速，几乎像在爬一样。当然，恐慌如期而至，但我看着它一闪而过，继续慢慢地开车前行，没有任何逃避的念头，心甘情愿地前进。当天我再也没有恐慌，不要问我为什么，恐慌确实没有再发作。我后来又开车绕着公园转了 3 次。我最终意识到康复只能开始于自己实际的体验，这也是它需要较长时间的原因。

“我现在变得对切身体验几乎着迷了。我想让自己每天都尝试做新的事情，害怕有一天无所事事。我害怕如果有一天什么事也没尝试，会丧失已经取得的进展。这也是一个错误的想法，因为这会导致更严重的疲惫。我努力过头了，所以要学着更理智地对待康复的这一方面。如果错过一两天，我可能就不会再鞭挞自己了。”

火线阻击

“尽管我感觉自己现在已经步入正轨，感受到了真正的希望，但我有时却比患广场恐惧症的时候更神经敏感。这是因为，威克斯博士解释说，我现在面对的是我多年以来极力避免的情形，我实际上是置身于火线阻击战之中，不可避免地要遭受更多恐慌的袭击。很显然，康复之路上暂时要面临增强的敏感，这让我们感觉之前的一切进步似乎白费了。然而，如果重复之前的治疗步骤，我们会发现出奇地容易。例如，有一天我发现自己可以不费吹灰之力地独自进入一家商店。这出乎我的意料，因为我之前为进入商店付出了相当大的代价。这让我再次燃起希望。”

“生病就是我的现实”

“康复有时让我感觉很不真实，我不得不牢记威克斯博士的话：‘对患者来说，在康复过程中感到不真实是很正常的。’对我而言，28 年以来，生病就是我的现实，所以病好之后的新体验感觉不真实，这是很自然的。我理解，只有当‘独自出行’不再是新鲜事之后，我才会感到变化之后的生活是真实的。

“退步、疲惫、消沉和恐慌，这些看似是失败的表现，然而，我已经认识到它们都是康复过程中的一部分。这个认识的获得并非易事，因为谁也不愿意自动进入前面的那些状态之中。

“虽然我的康复之路刚刚起步，但我已经对上述状态有所领悟。它们给我带来了希望，使我义无反顾地前进，绝不回头，只怕自己获得的进步太小。”

还是那名女患者，8 个月之后

“自从写了上一封信之后，我做了一次手术，在病情恢复方面不可避免地经历了严重的退步。1 月份的前十几天，一切进展良好。在毫无恐惧的情况下，我能开车围着海德公园兜风，一个人去商店。甚至在状态比较差的时候，我也能沉着地经历恐慌的全程。乘公交车对我来说已经是家常便饭，我甚至敢独自开车穿越里士满公园，在那里排队等待。此外，我的态度也发生了明显的变化，感觉更积极乐观了，也能更冷静地应对家庭危机。这个变化也反映在我的工作中。”

领悟能持久吗？

“这是我28年来一直等待的变化吗？这种领悟真能持久吗？我还能更上一层楼吗？我有继续前进的勇气吗？双脚已经触碰到了坚实的地面，我心知肚明。然而猝不及防地，我经历了人生中第一次手术。这次手术来得太不是时候了，要是能晚一点手术，多给我一点时间巩固之前的领悟就好了。但事与愿违，我的手术刚刚确定下来，儿子也必须要接受两个手术，真是祸不单行。我一直对医院充满恐惧，尤其害怕手术，术前的等待对我来说简直是一种煎熬。然而，虽然由于身体的疾病，我不能继续练习外出了，但我可以练习威克斯博士的方法，让它帮助我度过等待的时间，在医院里也可以继续练习。当我真正面对和接受之后，那些最令我恐惧的体验，例如手术前的准备活动，失去了它们狰狞的面目。现在回顾当时，我很高兴有此经历，我再也不那么害怕医院了。

“也许真的是好事多磨，我患上了术后综合征，从医院回家的路上我发现自己变得非常敏感。在我感觉最虚弱和敏感的时候，一切又从头开始了。我感觉自己再次跌入了谷底，无法想象是否还能爬出来，恢复入院之前的状态。当时我真的感觉筋疲力尽，甚至不想恢复了。当时的情况就是这样，感觉完蛋了。

“用威克斯博士的话说，我犯的错误是被自己的想法欺骗了。在我感觉无能为力的时候，我错误地以为生理疾病的恢复也完全依靠自己的努力。由于我之前从来没有做过手术，所以虽然主治医师提醒过我，但我依然不知道身体状况会退步多少。经历过这一次之后，我再也不会被生理疾病痊愈后的感觉吓倒了。

“自然的力量开始不由自主地发挥作用了。我的身体逐渐恢复了力气，我想：‘如果能顺利渡过这个难关，以后我再也不会害怕挫折了。’我振作精神，决定顺从天命。”

以前的欲望又回来了

“我逐渐感到强健了一些，想再次尝试的欲望又回来了。我已经错失了多少收获？恢复进展很慢，在一个时期，我几乎不敢独自出门。有一次，我弯腰捡东西的时候突然感到一阵剧烈的眩晕，以至于几乎摔倒在地，这让我差点就彻底放弃了。如果知道我痊愈的关键在于能够独自驾车，你就不会奇怪我为什么对重新开始犹豫不决了。即使没有叠加次级恐惧导致头晕目眩，伦敦拥堵的交通本身就足够让敏感的我吃不消了。然而，一名专家告诉我，我没有器质性问题，再次严重头晕的可能性不大。听了这些，我才放下心来。

“此外，威克斯博士解释说，除非再次尝试，否则我将夹在两个世界之间动弹不得——一个是广场恐惧症的世界，一个是我领悟得非常好的康复世界。博士说得对，我上次失败就是因为没有做到领悟，所以这次我必须坚持下去。

“当然，我恐慌过。噪声、堵车，一切似乎比之前更糟糕了。但我明白，在当前的状态下，这是意料之中的事情，所以我不再时刻紧密地注视自己的反应。我甚至断然不再将现在能做的事情与 1 月份（3 个月之前）进行比较。

“我逐渐地找回了一些自信，因为每一份成就都让我想起之前付出的努力。出乎意料，我并没有忘记那么多！事实上，重新做之前经历过的事情，例如驾车围着海德公园转，证明早期打下的基础没有白费。很快，我发现自己已经准备好应对更难的任务了，这就是我今天的状态。

“我现在尝试在练习的时候不给自己留任何后路。我以前经常想‘我只需给家里打个电话，一定会有人过来接我’，但是现在，即使家里没有人，我也能出门。最初的时候，我尝试的距离很短。有一天，我不假思索地开车走了 20 千米。这是一个伟大的时刻，但不要太羡慕我。康复之路总是充满坎坷，3 天之后我再次尝试，结果却是一团糟，但我明白了一个道理，即失败的时候，我肯定不开心，我必须再次走出去，纠正之前的错误。正如威克斯博士所说：‘康复的关键在于不断地行动，直到有足够的成就感代替失败后的沉思。’”

躺下之后，一切又似乎遥不可及了

“相信我，我依然经常进行失败主义者的沉思，尤其是在晚上，躺下之后，一切又似乎遥不可及了。但是第二天不知怎么的，我的信心再次恢复，一旦坐到车里，我只想采取行动。我知道若想彻底康复，必须彻底剪断自己与外部支持之间的脐带，这就是我现在要努力做到的事情。”

虽然去年夏天给这位女士带来许多家庭内部的压力，但她已经能够巩固在治疗广场恐惧症方面取得的成果。她现在可以自己开车去离家 11 千米远的高尔夫球场打球，可以在无人陪伴的情况下在那里度过一整天。最近有一天，她驱车 280 千米，去参加在晚上举办的儿子的学校音乐会，然后在一家乡村旅馆过夜。她当时如此兴奋，在那家旅馆中给我发了电报。最棒的是，她现在可以离家外出工作，独自一人待上一整天。

她现在也经常与孩子们一起去听音乐会、看电影和购物。当在这些场合想起自己之前的广场恐惧症时，她纳闷为什么以前做不到这些事情。

有些患者下决心要靠自己的努力走出疾病的阴影，下面的来信似乎是专门为他们写的：

“今天的报纸刊登了一篇关于恐惧症的文章，这让我不禁想起威克斯博士的日志曾经带给我的巨大帮助。我只是想写一写，告诉大家广场恐惧症对我来说已经是过去式了。虽然我现在有时还会颤抖，但这已经不会对我造成很大的困扰。

“当我从容不迫地在大商场里闲逛的时候，看着那些琳琅满目的商品，我想起了自己之前的状态以及取得的进步。但当我想起之前深陷病魔的牢笼而不能自拔的岁月时，心情又可谓是五味杂陈。但过去的就过去了，没有必要唏嘘，回顾往事，只需满怀感恩之心即可。

“我觉得威克斯博士的方法与药物放松法有着异曲同工之妙。不同的是，药物放松法虽然见效快，但不能给患者带来对病情的基本理解和永久的自信，而威克斯博士的方法却可以做到这一点。药物放松法好比出去买了一束鲜花回来，而威克斯博士的方法则好比购买种子，自己种花，结果当然是收获更多。”

我希望大家能够坚持到底，自己“种花”。如果你能获得善解人意的医生的帮助，那势必事半功倍。如果没有，也不必灰心，我向大家保证，不管你过去经历过什么失败挫折，你依然可以靠自己重新来过，直到康复。一位读过我的日志的人写道，日志中的方法不仅适用于治疗神经症，也体现了一种生活的态度。

第 17 章
克服挫折

我经常在本书中提到挫折，所以之前提到的一些建议有必要在此重复强调一下。再者，克服挫折是康复过程中非常重要的一个环节，所以完全值得在本书的最后一章进行专门的论述，也有必要重述之前提到的一些方法。

在状态好的时期，他们积聚希望

有些患者在听到对其病情的合理解释之后，不再畏惧，恢复得很快。还有一些患者发现自己经常遇到挫折，病情恶化。大多数神经症患者惊讶地发现，无论是在挫折时期还是在状态好的时期，他们都能取得同样程度的进步。在状态好的时期，他们积聚希望，而且感觉到宁静带来的治疗效果。但是他们的内心深处经常潜伏着这样一个想法，即病情可能复发，由于记忆的作用，残余的敏感性肯定会不遗余力地把病魔不时地带回来。

触景生情，心生厌倦

在康复之路上，记忆随时准备在每一个路口伏击神经症患者。患者对这些房子、街道和商店太过熟悉，以至于触景生情，从而心生厌倦，旧病复发。回忆带来的每一种令人烦恼的感觉都会唤醒病痛，让患者误以为自己的回忆是现实，认为自己再次跌入深渊。状态好的时候感到充满希望与平静，遭遇挫折的时候体会到痛苦，这两者之间的鲜明对比使得旧病发作比以前更难以忍受。

这个反差使得早期的退步显得尤为严重，导致深深的失望感。在患者看来，每当处于好转的过程中时，总是有一个“东西”把他往回拖。他曾经的想法是，随着他逐渐康复，即使发生退步，严重程度也会越来越低，发生的频率也会越来越低。有些情况下的确如此，但也有可能会在完全康复之前突然发生最严重的退步。由于即将痊愈，所以此时的退步显得尤其令人沮丧。然而，不管退步多么严重，如果用正确的方式应对，都不会阻碍最终的康复。一定要牢记这一点。

不要让记忆的伏击得逞

大家需要识别记忆和习惯可能要的花招，以便在发生退步的时候不会太气馁，不管退步持续多长时间或者什么时候出现；还应该学会辨别记忆和现实之间的差异，知道即使记忆让你回想起以往的病痛，唤醒了之前的恐惧感觉，它也只不过是回忆而已，因此不要让记忆的伏击得逞，不管它看似多么痛苦和有力。尽管让记忆发挥它的余威吧，虽然在一段时间内，你还会强烈地感受到症状的存在，但不要因此受迷惑，以为自己又旧病复发了。

祖母的松饼

当我小的时候，祖母经常准备好热腾腾的松饼，等我放学回来吃。现在每当我闻到松饼的味道时，祖母的样子马上浮现在我的脑海中。我并没有想“热松饼！它们能让我想起什么？啊，对了，祖母！”，不需要这个过程，我自动就想到了她。

挫折就像祖母的松饼。甚至当你康复之后，如果某件事情突然让你想起之前的病情，你还可能感受到以往病痛的阴影，就像松饼让我马上想起祖母一样。当发生这种情况的时候，你只需想“只是祖母的松饼而已！”，阴影自然就会散去。

正是因为难以解释的挫折突然出现，患者才会震惊，暂时失去了理性分析的力量，导致无法自助。一名女患者写道："我在消除自身的敏感性方面做得非常好，现在每个月只会发生一次恐慌。很奇怪，病情发作的间隔越长，我反而越不知道如何快速应对了。经过长久的平静时期后，一次猛烈的震惊突然来袭，让我措手不及。我好久不练习您教的方法了，以至于有一段时间都忘记您的建议了。"

震惊之下，情绪摇摆不定

另一名女患者说："当遭遇退步的时候，有时需要很长一段时间，我才能继续练习您教的方法。最初的时候，退步来势汹汹，我很难迅速以积极的态度应对。伴随着退步带来的震惊，我的情绪像风中的树叶一样摇摆不定。我能给予自己的鼓励仅限于只言片语，这种鼓励没有给我带来足够的信心或宽慰。我整天走来走去，不停地用语言安慰自己。过了好一会儿，我才感觉再次掌控局势。随着练习的增加，我感觉自己的状态逐渐好转。每次走出退步的阴影之后，我发现自己的信心都增强了一分，我开始更轻松地掌握摆脱退步的方法。"

令人烦恼的症状回来得如此之快

最令患者震惊的一个方面，是令人烦恼的症状回来得出奇地快。患者可能误以为再次出现的症状的数量代表着退步的严重程度，其实不是的。如果你想起了表弟，你很可能还会想起家里的其他亲戚，这只是相关记忆的一种连锁反应。所有的退步症状都是压力和焦虑的症状，它们的倾巢出动——就像一个家族——仅仅意味着你再次变得焦虑了。

管弦乐队的指挥仅需挥舞一下指挥棒，就能让所有的乐器都停止演奏。同样地，你也可以用一种治疗方法让所有的症状都平静下来，即接受。你不需要为出汗的双手涂抹特殊的乳液，因为头晕服用一种特殊的药品，因为焦躁服用另一种药片。事实上，中等剂量的镇静剂和接受可以应对所有这些症状。所以，不要焦虑地看待每一种症状。

不再过度恐惧

随着理解与接受逐渐减轻敏感程度，思考不再迅速带来强烈的不适感觉，感性的力量减弱，理性的力量增强，你甚至不再情绪化地看待恐慌。自信源于体验，而最好的体验在于经历挫折，因为正如我之前所说，每次挫折都是另一次练习的机会，直到我教的方法成为你身体的一部分，成为植根于你内心的一种本能，让你在应对未来令人烦恼的情况时，不再出现恐惧的闪现反应，而是逐渐做出正确的反应，即不再过度震惊和恐惧。你将很好地掌握摆脱退步阴影的方法，最终不再害怕退步阴影的来临。

“我能彻底告别退步吗？”

有些患者经常问：“我能彻底告别退步吗？”答案是，当你不再惧怕退步的时候，它就会悄悄地从你身边消失。如果你不再惧怕退步，也就意味着你彻底痊愈了，因为如果退步不能使你恐惧，也就失去了存在的意义，退化成你曾经患病的回忆，仅此而已。事实上，当你学会如何应对退步的时候，它会巩固你已经取得的进步，当你回顾这段经历的时候，你会满怀感激之情，因为它使你更坚强了。是的，这一天终将来临，但需要时间。你不能总是掰着指头数退步持续了多少天，不应该想：“哦，天哪！这一次持续的时间比之前都长！恐怕这次我熬不过去了！”

如果某次退步持续的时间格外长，你会发现这是因为你很不耐烦地等着它退去，你因为恐惧而退缩了；或者是很不耐烦地试图冲过去，与之斗争，逐渐失去了康复的希望。你必须给它足够的时间，耐心地等待它过去。不要试图急切地冲过去，每天晚上或早上都测验自己，看是否感觉好一点了。不要过度焦虑地密切关注自己。我知道，这一点做起来并不容易，但你不能指望像脱外套一样地摆脱退步。无论如何，你都要接受它，所以不如优雅地屈从，飘然以对。

要记住，你越担心自己的退步状态，越会使自己变得再次敏感，退步持续的时间也就越长。我知道，因为经常跌倒，你一直不断地让自己“从地上爬起来”，所以已经很疲惫了。但是，你越是能够在不沮丧的情况下做到这一点，你就会越快地找到内心的平静。

时好时坏

许多神经症患者经常问我这样一个问题：为什么有时感觉状态良好，有时候又毫无缘由地突然变得很糟糕？例如，一名广场恐惧症患者在某一天可以毫无畏惧地去市里面，但第二天又强烈地感觉到之前的恐惧。这看似非常奇怪，正如我在第3章强调的，这是因为昨天的旅程非常成功，以至于神经症患者在面对今天的失败时尤为脆弱。昨天成功的记忆使患者过度焦虑，渴望再次成功，所以他在今天出发的时候就忧心忡忡，这让他的神经比昨天更加敏感，以至于在去市区的路上，一个小事件就足以立刻让他恐慌。当发生这种情况的时候，他确信这次旅行将以失败告终。所以他感到绝望，这种强烈的情绪使他变得更加敏感，更容易受到失败这个想法的打击。他犯的错误在于测试自己。

记住，应该练习，不要测试。不要为自己设置一种测试，看自己能否在毫无恐惧的情况下旅行。即使恐慌一个接一个地袭来，如果你每次都能以正确的方式应对，那么就进一步的康复而言，令你心生恐惧的旅行与毫无恐惧时的旅行一样成功。此外，如果你故意测试自己，失败会带来挫败感。但它仅仅意味着你可以再次练习。你能看到测试与练习之间的差别吗？想到测试，患者会感到紧张和压力；而想到练习，患者则会感到轻松自如。

除此之外，做一些以往没有做过的事情，即使只是乘坐公交车。这可能看起来非常不真实，所以在最初阶段，甚至在取得一些成功之后，患者可能依然没有成就感，只有奇怪感。的确，与早期阶段的康复相比，患者的病情看起来更真实，所以必须多次成功完成进城或者其他活动，患者才会逐渐感到真实的成就感。患者必须进一步巩固这种成就感，然后才会感到有了扎实的基础，由此面对未来。

正如我之前所说，当你明白了重复取得成功的价值之后，成功会变成一件紧要的事情，你热切地想每天都练习，唯恐失去已经取得的成就。只要按照正确的方法练习，你就永远不会失去已经取得的进展。

如果生理疾病导致你的练习不得不暂停，不要让这次延迟变成一种永久的逃避。

值得警惕的恐慌复发

当我评估康复过程中可能遇到的困难时，我认为其中最值得警惕的，是康复几周甚至几年之后，恐慌的复发。根据我的经验，与神经症的任何其他方面相比，恐慌的不期而至造成的恐慌更大。它令人心惊胆战，让久病初愈的人想起患病时的痛苦。这也是它最令患者震颤的原因——它让人们回忆起他们宁愿永远忘记的感觉，以及希望已经彻底忘记的感觉。

恐惧的叠加，以及恐慌造成的一些生理方面的紊乱，会使人再次敏感，带回一些已经几乎被忘记的神经感觉。此时，毫无戒备的患者很有可能被迷惑，误以为病魔又回来了，或者想如果自己不警惕，病魔就要找上门。

几乎不可避免地，患者在这种感觉面前犯了老错误，即缴械投降，试图逃避。

一名1年前已经痊愈的女患者，在一次购物的过程中再次恐慌发作。她立即从商店夺门而出，逃避了几个星期。她再次在恐惧面前退缩，陷入恐惧的深渊。

永远不要犯这样的错误。永远不要在意外复发的恐慌面前惊慌失措，退避三舍。停下来，慢慢来，等待恐慌过去，然后平静地继续做手头的事情。让恐慌尽管反复来好了，不要理会它。不要试图彻底避免恐慌的出现，也不要盲目地逃避退缩。你要明白，有些压力和紧张使你再次敏感了，或者是以往的记忆受到景象、声音、思想或气味的刺激，暂时把久违的感觉召唤了出来。任何一个人都会时不时地因为紧张而变得有点敏感，所以我们会感到紧张和忧虑。但如果这种情况发生在以前体会过强烈恐慌的人身上，他的忧虑感会很快升级为恐惧感，因为恐惧对控制他已经轻车熟路了。或者可以说，他的恐慌产生机制已经准备好了。

如果你能接受，在很长的一段时间内，强烈的恐慌感还会不时地闪现；如果你能意识到，这仅仅意味着你在当时处于略微敏感的状态，或者说记忆让旧病的余烬暂时复燃；如果你能耐心等待恐慌——它只是一种生理感觉，没有实质的意义——过去，那么你就真正痊愈了，偶然的恐慌发作不足为奇。

我再次提醒大家，不管恐慌在什么时候发作，康复的关键在于顺利度过这段时间。继续做手头的工作，耐心等待它过去。永远不要慌慌张张地跑回家，永远不要畏缩逃避。

所以：

◆ 接受疾病的任何方面。

◆ 不要浪费宝贵的精力去分析每一种奇怪的感觉。

◆ 不要因为退步而气馁，不要被记忆吓倒。

◆ 当成就看起来不真实的时候，不要绝望。继续练习，不要测试自己。

◆ 不要因为失败主义的想法而胆怯。

◆ 在康复之路的最初阶段，如果你感到比之前更神经质，不要气馁。

◆ 最重要的是，不要因为恐慌的复发或者任何其他闪现的体验而震惊。

大家可能觉得需要记住的注意事项太多，需要做的事情太多，其实不然。所有的建议可以归纳为一个词：接受。一旦你掌握了本书的要旨——理解，忘记其余的内容也没关系，只要你记得那个简单的词：接受。祝大家好运！